髪が増える

頭《あたま》深《しん》部《ぶ》リンパ
マッサージ

夜久ルミ子

西東社

髪の悩み、年齢のせいだと あきらめていませんか？

- 分け目が薄い
- 髪がぺたんこ
- うねりでごわごわ
- 白髪で老け見え
- 縮れ毛や切れ毛が目立つ

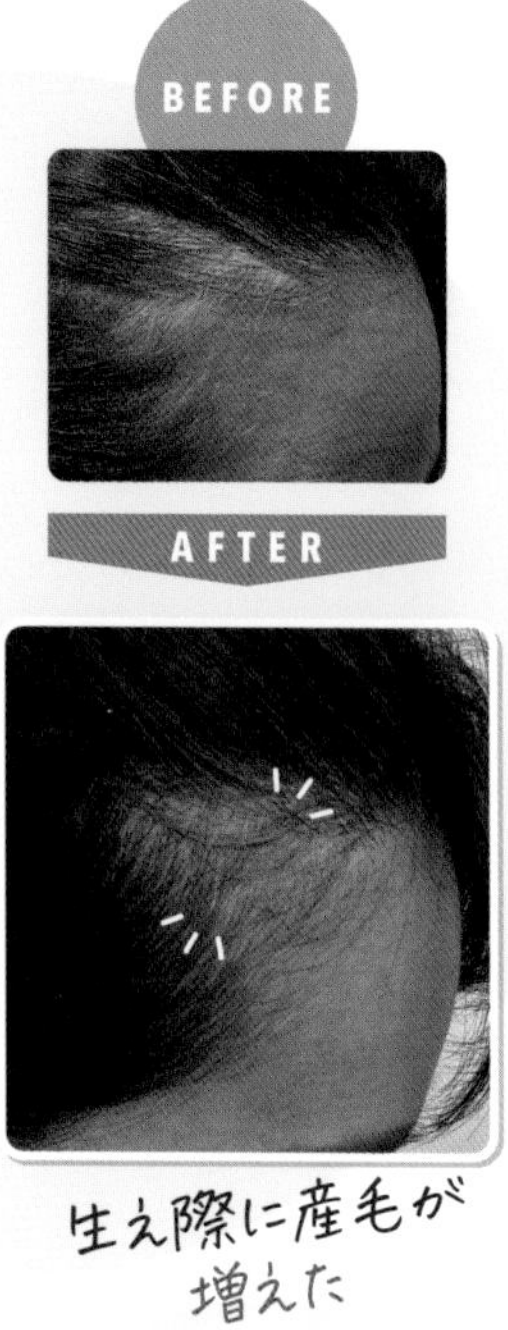
BEFORE
AFTER

生え際に産毛が増えた

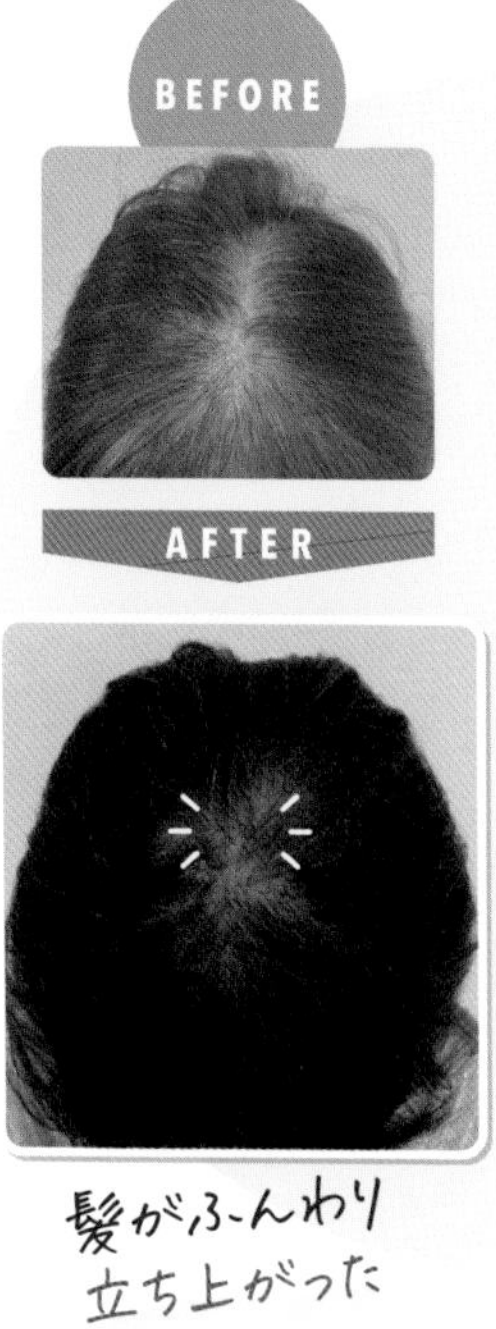
BEFORE
AFTER

髪がふんわり立ち上がった

年齢を重ねると、髪の毛のボリュームが減った、白髪が増えた、トリートメントをしてもパサつくなど、髪悩みが増えたと感じるかもしれません。シャンプーを変えたり、頭のマッサージをしても効果が感じられず、あきらめている方も多いのでしょう。

実は、これらの悩みの原因は加齢や体質のせいだけでなく、頭皮のさらに奥、頭の中にたまった老廃物にあります。今ある髪をケアしたり、表面的なマッサージだけでは根本の解決にはならないのです。頭皮を触るとボコボコしたところがあったり、頭皮の色がくすんでいたりしませんか？ これは老廃物がたまっているサイン。リンパや血液の流れが滞り、髪をつくる細胞に栄養が届いていない状態です。

悩みの原因は髪ではなく頭皮のさらに奥にあるのです!!

あなたの頭には何十年もたまり続けた老廃物でいっぱいかも

頭皮や髪をつくる細胞は肌と同様に日々分裂をくり返し、古いものから新しいものへ生まれ変わっていきます。その際に出た余分なたんぱく質や脂肪、細菌などは老廃物となり、リンパ管に入って最終的に体の外へ排出されます。しかし、リンパ管に入りきれなかった大きな老廃物は頭皮の下に蓄積されます。汗や皮脂などの汚れはシャンプーなどで洗い流すことができますが、頭の奥にある老廃物は取り除くことができません。しかも、この老廃物は何もしなければたまり続け、頭皮の弾力を失わせ、血管を圧迫し、健康な髪が育たない頭皮環境をつくってしまいます。

深部リンパをしっかり流して老廃物をごっそり取り除けば

健康的な髪が生えてくる！

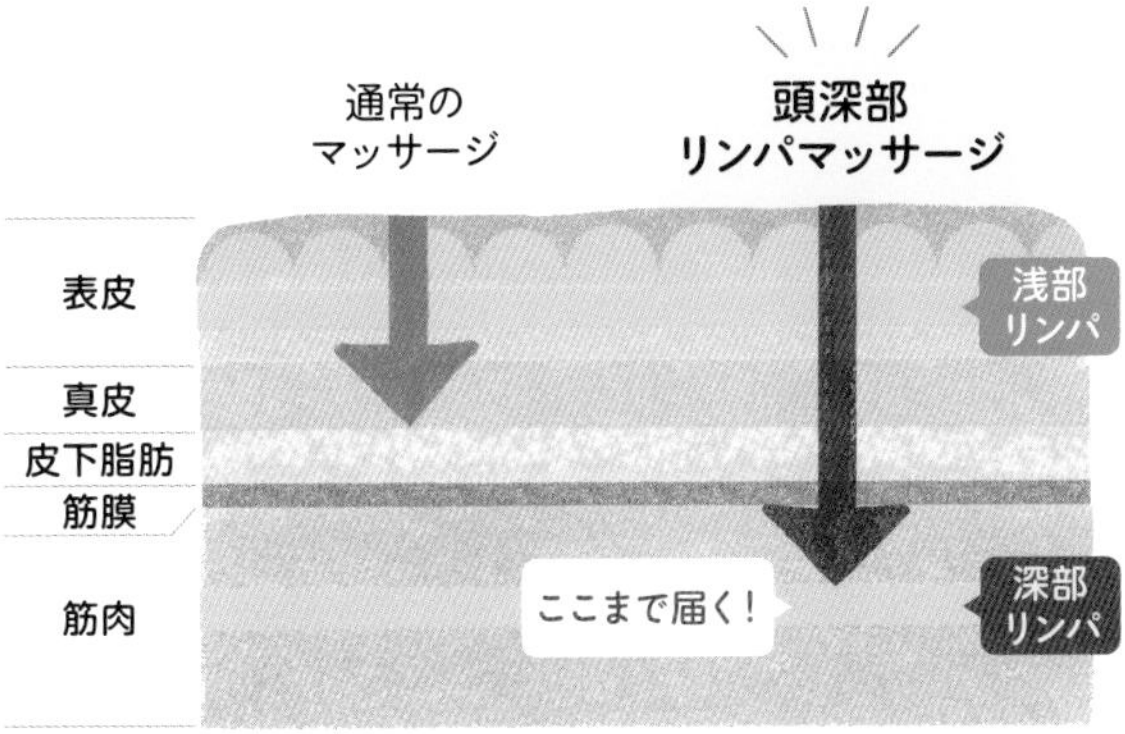
通常のマッサージ
頭深部リンパマッサージ
表皮
真皮
皮下脂肪
筋膜
筋肉
浅部リンパ
深部リンパ
ここまで届く！

リンパは、心臓のポンプ作用で勢いよく全身を巡る血液とは違い、筋肉の収縮活動の力をかりてゆっくり流れます。皮ふをなでるようなマッサージでも浅部のリンパを流すことはできますが、実はこれは全体の6％ほど。残りの94％は体の奥を通る深部リンパ管を流れています。本書では、深部リンパが流れる筋肉を効率よく刺激して、深部リンパ管の働きを促します。大量のリンパ液をしっかりと流して、たまった老廃物を一気に取り除くのです。

1日5分

“頭《あたま》深《しん》部《ぶ》リンパマッサージ”で髪にボリュームが出て心も前向きになれる！

私は浅部と深部の両方、100％のリンパを流す「深部リンパ節開放マッサージ」を開発し、お客様を内側と外側から総合的に美しくするための研究と施術を、30年にわたって行ってきました。施術を受けた方から、不調が治ったり、理想の体型になったなど喜びの声もいただきました。しかしその一方で、薄毛や白髪などの髪の悩みは年だからしかたがないとあきらめる声をききました。実は、私も薄毛に悩まされ、一度はウィッグを購入したことがあります。髪悩みは自信を失わせ、気持ちが沈み、自分を過小評価してしまいます。体だけでなく髪も美しくなければ全身の健康にはならないと考え、「頭深部リンパマッサージ」を開発しました。

今からでも髪は生まれかわりますよ!

このマッサージをすると、2週間ほどで頭がすっきりし、半年ほど経った頃には薄かった頭皮に髪の立ち上がりを感じられたり、白髪の根元が黒くなったりなどの変化があらわれました。現在73歳の私も健やかでボリュームのある髪を維持できています。

見た目の若々しさを印象づけるのは髪の毛といっても過言ではありません。髪への悩みがなくなることで、心も前向きになります。ぜひ、みなさんも真の健康と最高の美を手に入れてください。

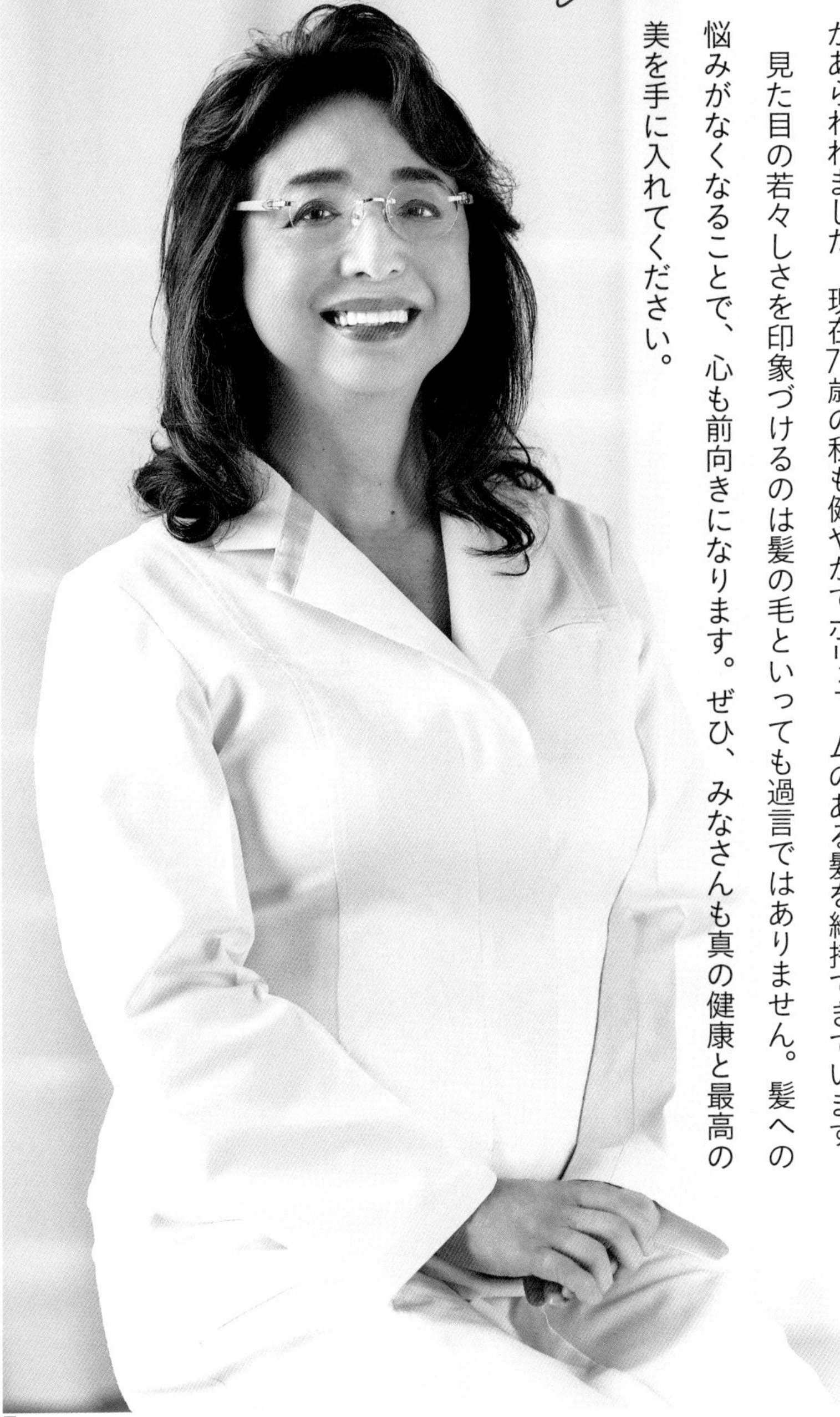

さらに 顔が勝手に上がり みるみる若返る

頭と顔の皮ふは1枚でつながっています。そして顔の筋肉は頭の筋肉と隣り合っています。顔には小さな筋肉が集まっていて、それが表情をつくっていますが、日常的な表情の変化では動かしきれない筋肉もあります。「頭深部リンパマッサージ」で頭の筋肉へ刺激が加わると、これらの表情筋にも効果的に伝わります。すると、自然とフェイスラインが上がってシワが消えたり、重たいまぶたがすっきりし、目が大きくなったりします。

さらに頭と顔のかたまっていた筋肉がほぐれ、リンパが大量に流れて老廃物が排出されれば、頭皮を健康にすることはもちろん、肌のすみずみに弾力や潤いをもたらします。血液の流れもよくなるので、顔のくすみが取れて肌が明るくなる効果もあります。顔への摩擦もないため、肌トラブルを招く心配がありません。

このように、髪だけでなく顔の筋肉の衰えやリンパ、血液の流れが滞ることで起こるたるみ、ゆがみ、くすみなど顔が老ける原因を根本から解決することができるのです。

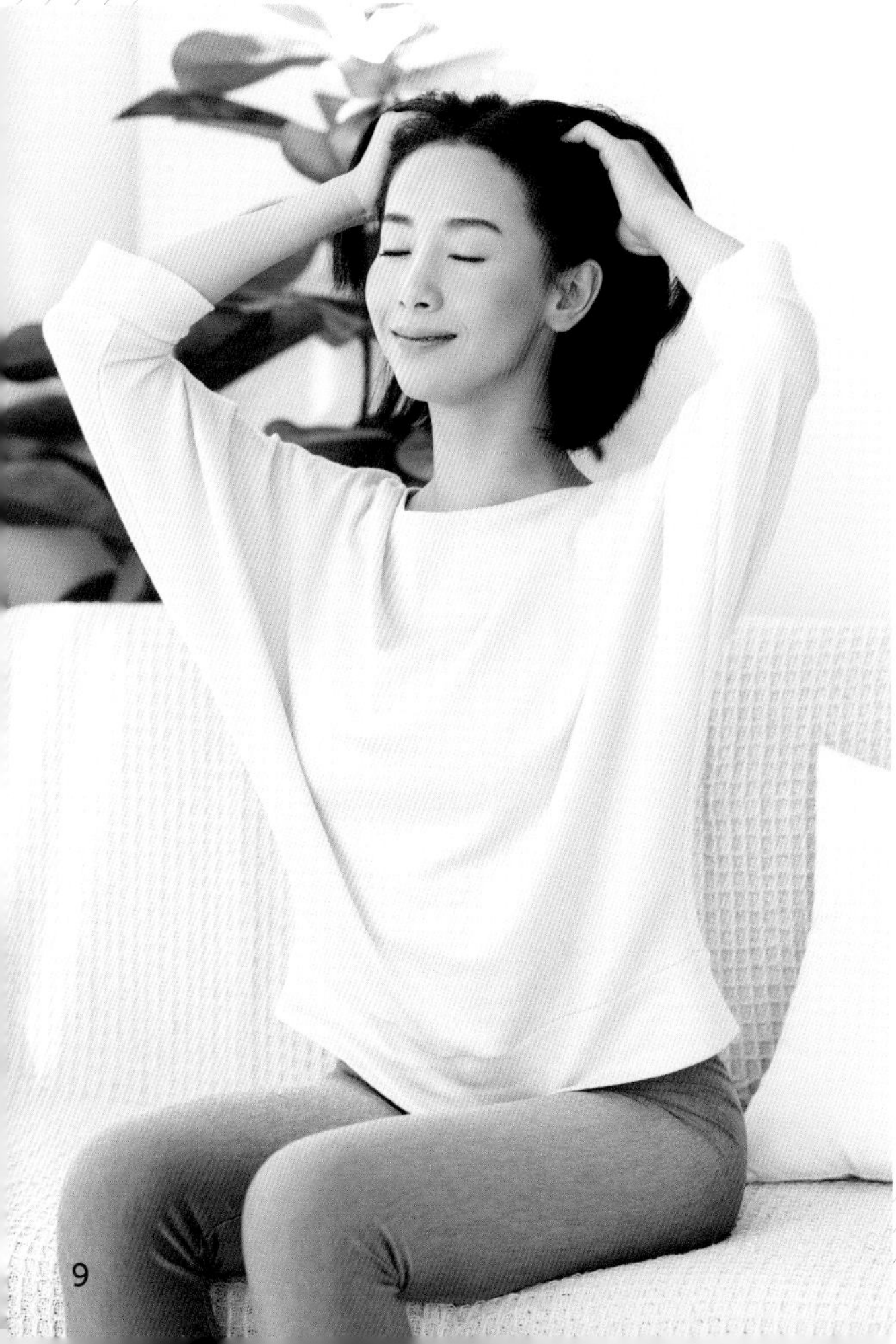

たった3か月！

薄毛、白髪、パサつき、うねり、老け顔……。
〝頭深部リンパマッサージ〟でこんなに変わりました！

髪悩みのある9人がチャレンジ！

Tさん 49歳

生え際の産毛が増え地肌が目立たなくなった

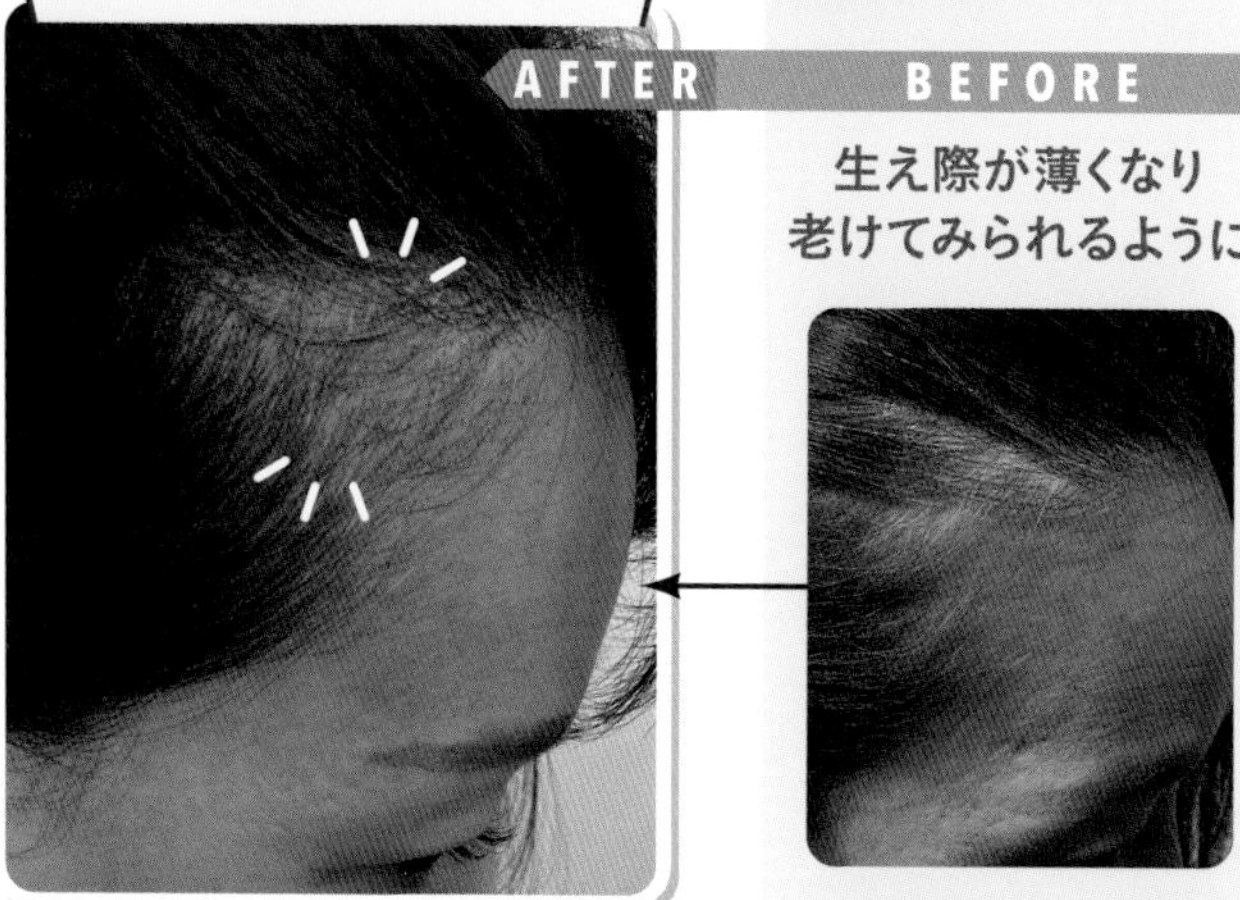

生え際が薄くなり老けてみられるように

40代始め頃から抜け毛が増え、こめかみの生え際が薄くなってきたのが悩みです。

マッサージを始めた頃は痛みを感じましたが、徐々に慣れて頭がラクになりました。生え際に産毛が生えてきました！

こんな変化も！

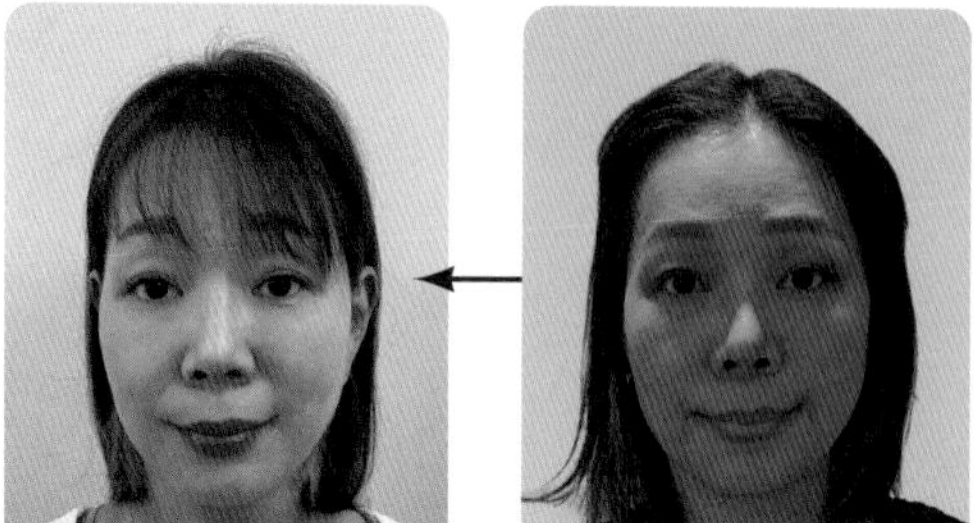

マッサージを続けたら顔のむくみが取れ、ずっと悩んでいた頭痛や肩こりもなくなりました。

マッサージの最初で感じた痛みは、頭皮下の老廃物が血管を圧迫していたせい。老廃物が排出されたことで、痛みが減り血流が促進され、髪に栄養を運んでくれましたね！

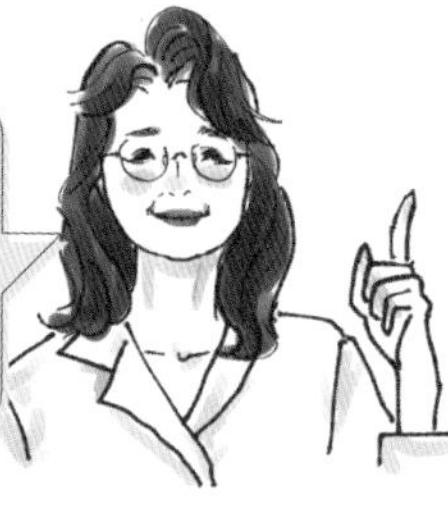

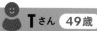

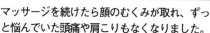

髪が立ち上がりボリュームが出た

Oさん 53歳

AFTER

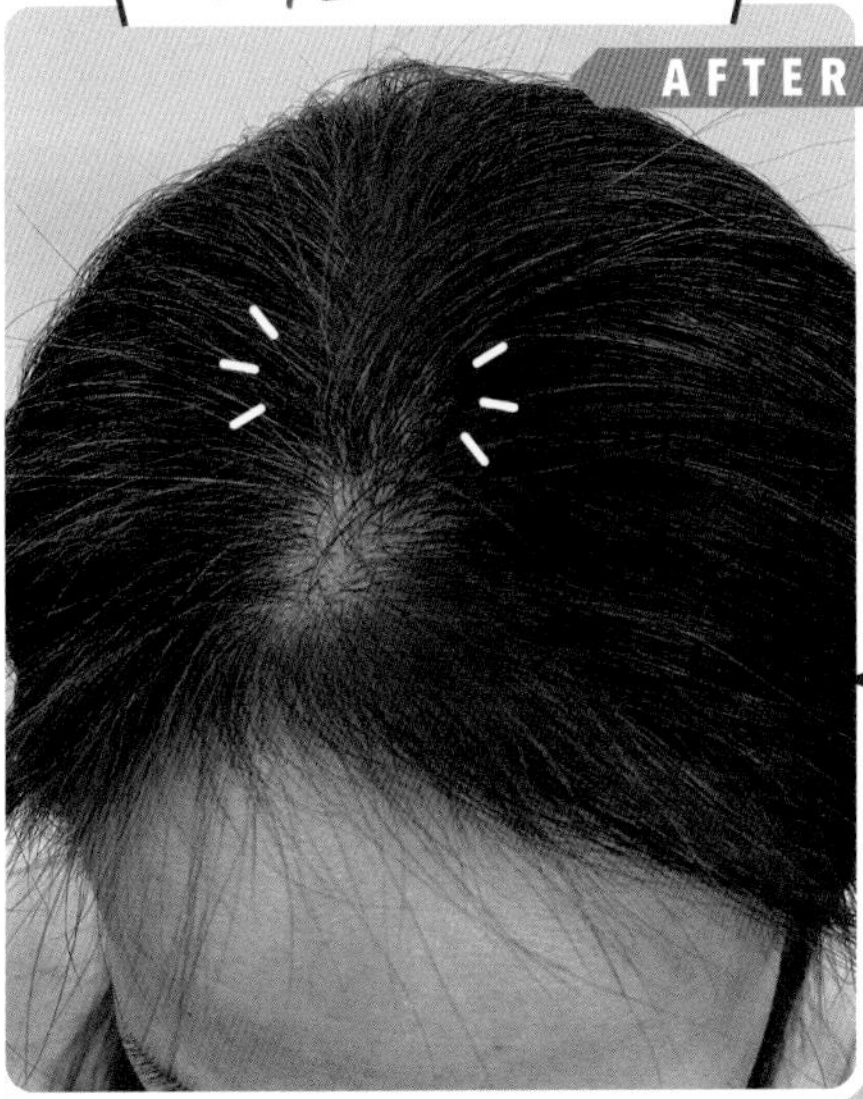

マッサージ直後は体や頭全体が温かくなるのを感じました。毛が立ち上がるような感覚があり、薄毛が目立たなくなりました。

BEFORE

髪がパサついてボリュームがない

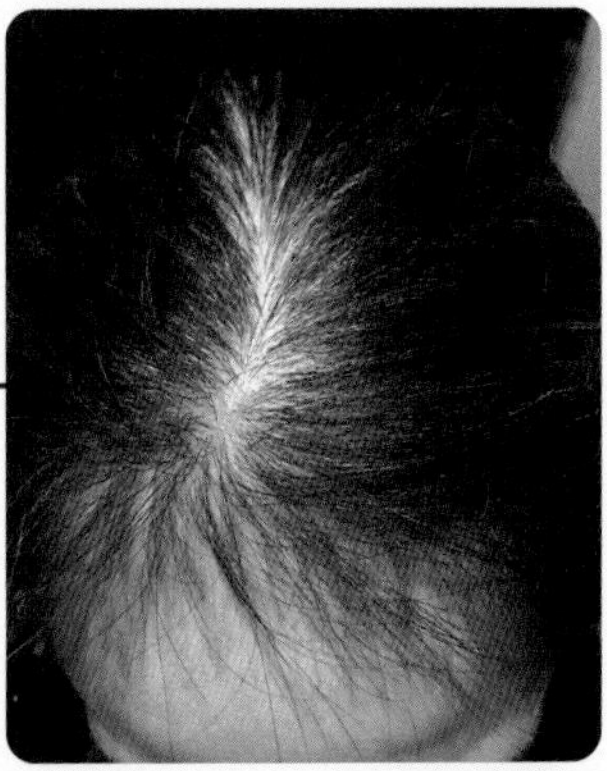

40代から頭頂部の頭皮の面積が広くなっているような気がしています。髪のパサつきも悩みです。

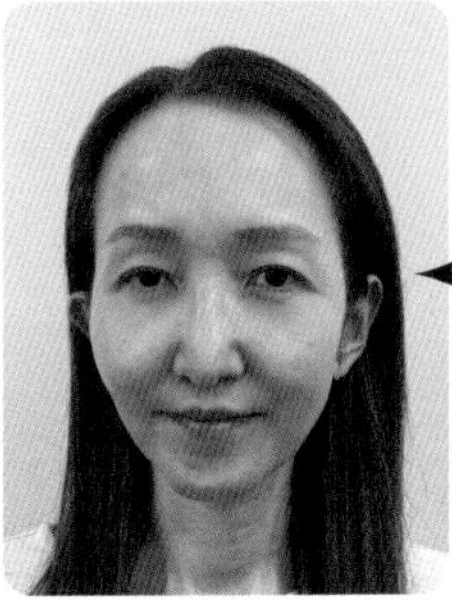

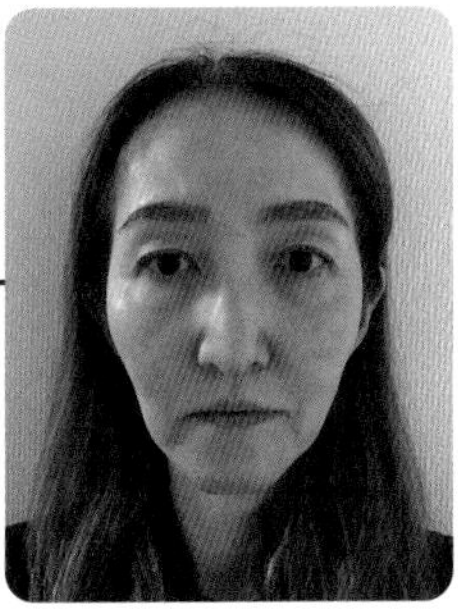

こんな変化も！

くすみがちだった顔が明るくなり、肌にハリが出ました。また額に丸みが出た気がします。髪にツヤも戻ってきました。

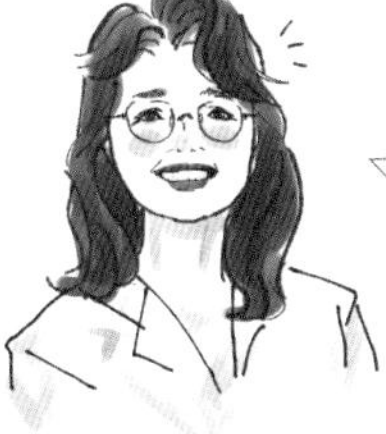

頭頂部は、血流や老廃物の排出が減少しやすい部分です。頭頂部がゆるんだことで、頭だけでなくお顔全体の血行がよくなりましたね！

Yさん 59歳

髪にコシが出て分け目がなくせた

AFTER

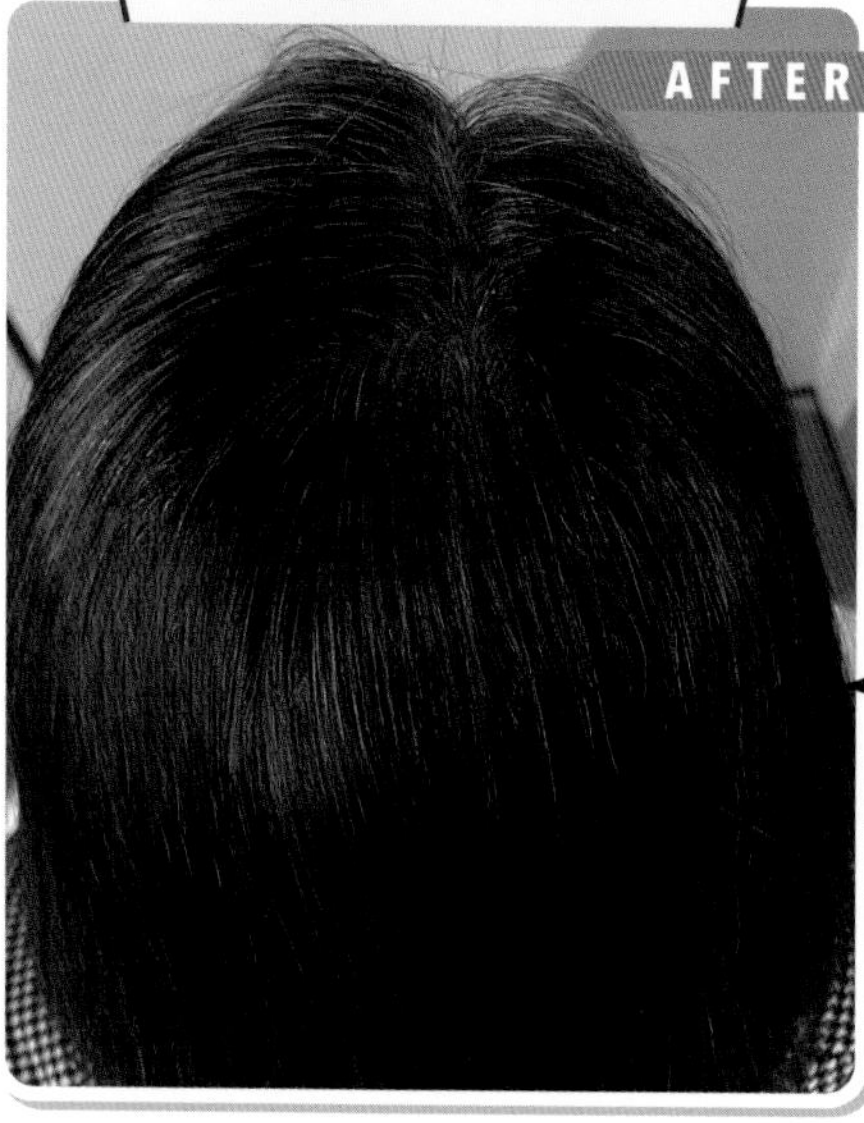

以前はどうしても後頭部がぱっくりと分かれてしまいましたが、1か月後くらいから毛が立ち始め、分け目を隠せるくらいのボリュームに。

BEFORE

気づかないうちに後頭部が薄く…

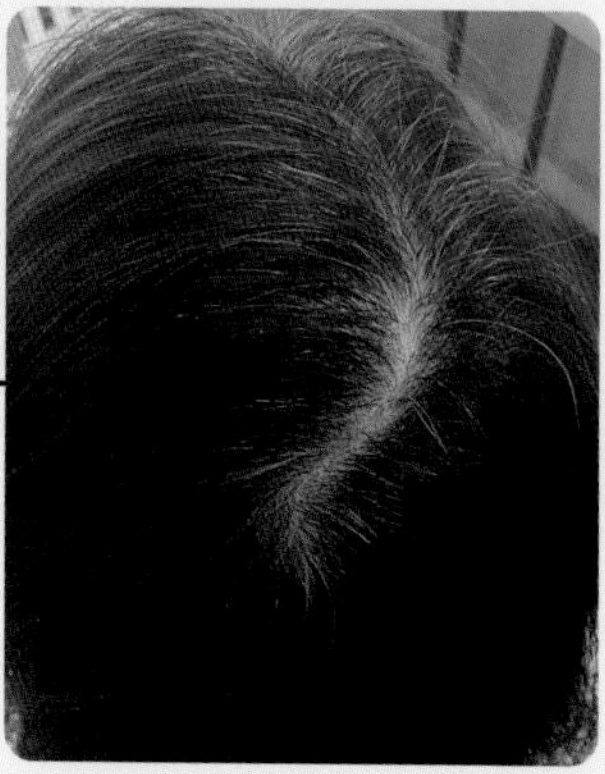

家族に上から見られて薄毛や白髪を指摘され、気になるようになりました。

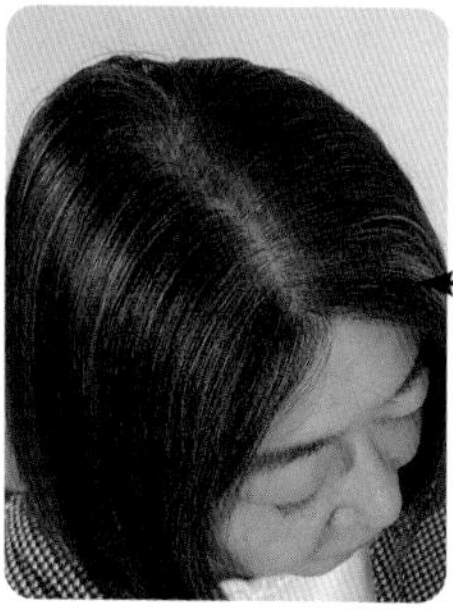

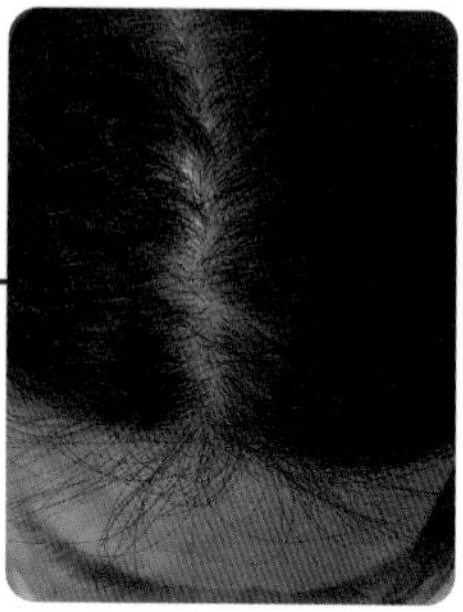

こんな変化も!

前のほうの分け目もふわっと立ち上がるようになりました。また、首こりや肩こりが軽減し、ラクになりました。今後の変化も期待しています。

首・肩こりがラクになってよかったですね！リンパの流れが促進され、同時に血行がよくなったことで、立毛筋の力もアップして髪の立ち上がりが改善されました。

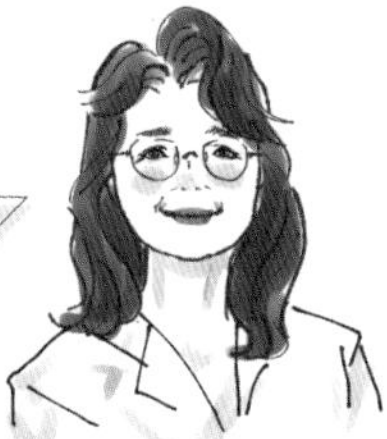

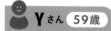

分け目がふわっとして白髪が減った

Mさん 45歳

BEFORE

育毛剤を使っても改善しなかった

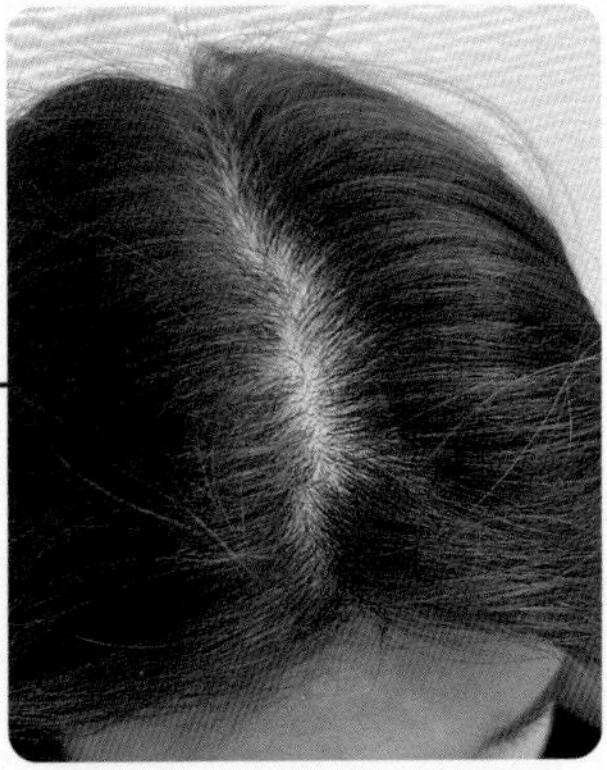

髪をかき分けると地肌の面が広くショック。白髪や抜け毛も季節を問わず多くて困ります。

AFTER

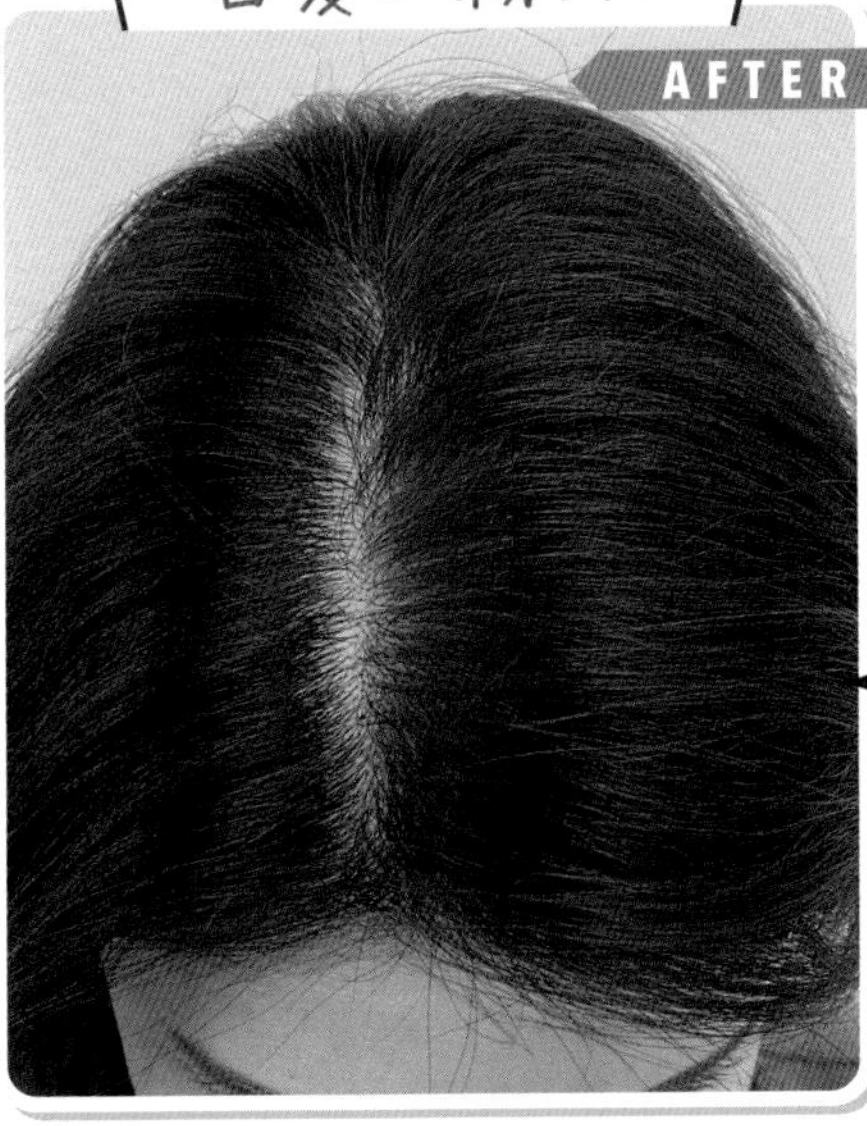

気になっていた分け目の頭皮が目立たなくなりました。また、頭皮の肌の色も以前より白っぽくなりました。

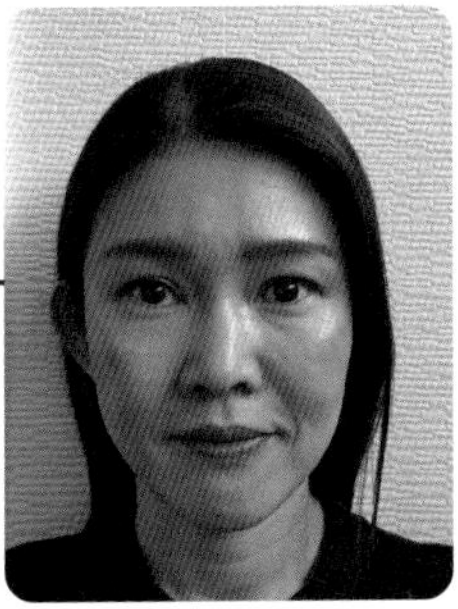

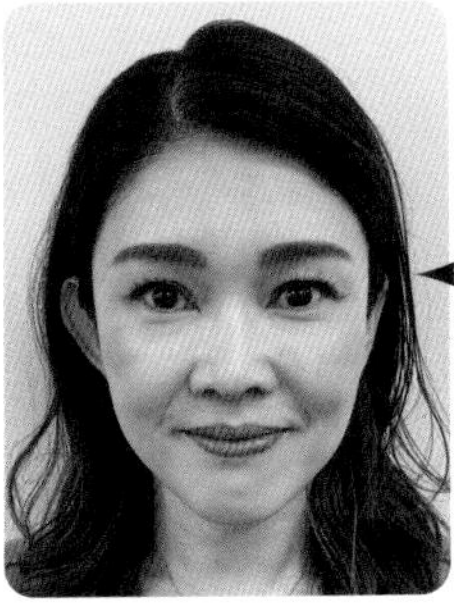

こんな変化も!

すぐに顔色が明るくなったことに気づきました。続けるうちに顔全体が引き締まってフェイスラインがくっきり出るように。

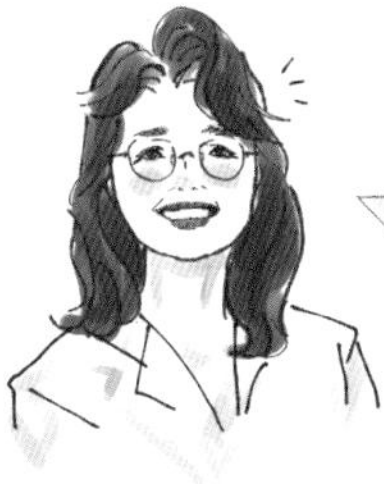

髪の分け目や地肌が広くなるのは、額の筋肉の張りとそこからつながっている目のこりが影響しています。マッサージで額の張り、目のこりが取れ、目が開きやすくなりましたね。

Mさん 50歳

頭皮の色に
透明感が出た

AFTER

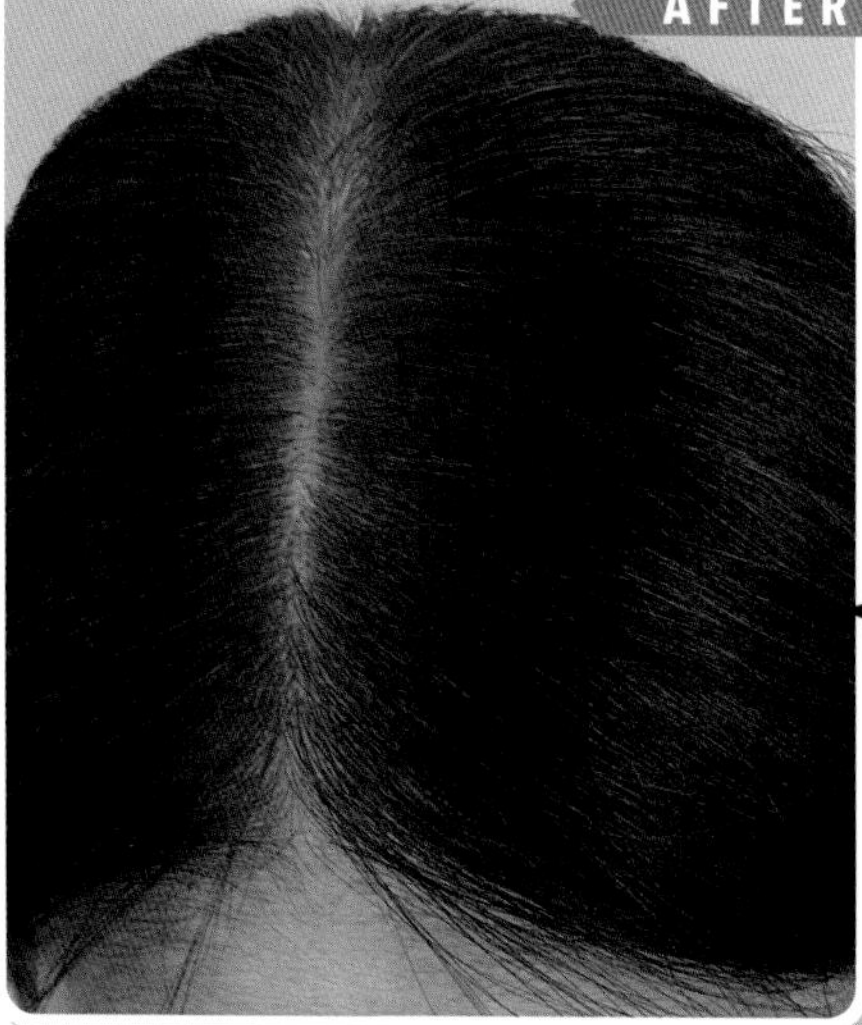

BEFORE

年齢を重ねるごとに
髪トラブルが増える

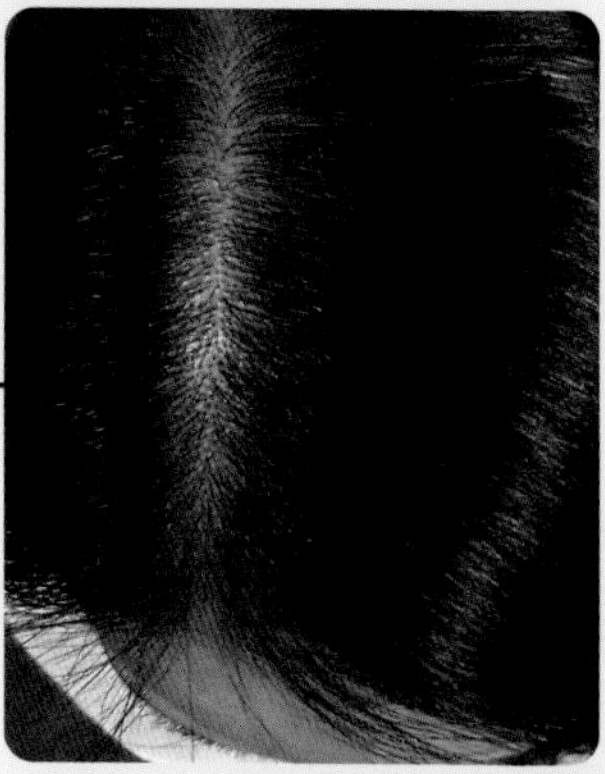

白髪は30代後半から、薄毛は40代に入ってから悩むようになりました。

忙しかったのでマッサージは仕事の合間などに行いました。頭皮の色が白っぽくなり、コシのある毛が生えてきた感覚があります。

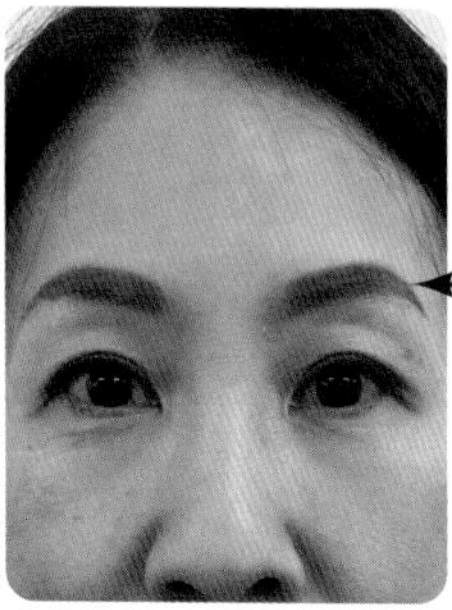

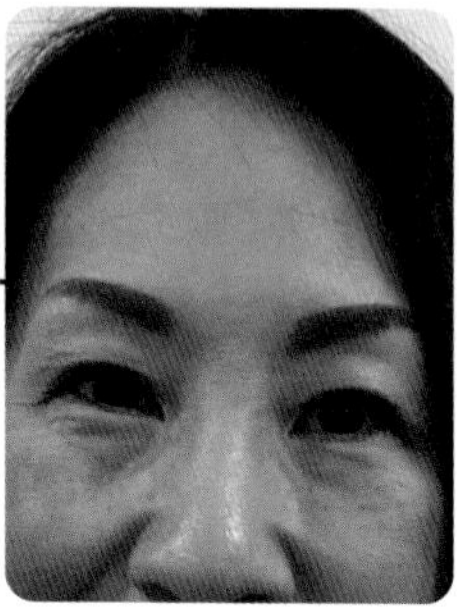

こんな変化も!

眼精疲労がありましたが、マッサージで頭がすっきりしました。目が大きくなった気がします。

頭皮に老廃物がたまると、頭皮の色はうっ血したように赤っぽくなります。頭皮が白っぽくなったのは、頭皮環境が正常に改善された証拠。頭のすっきり感もうれしいですね。

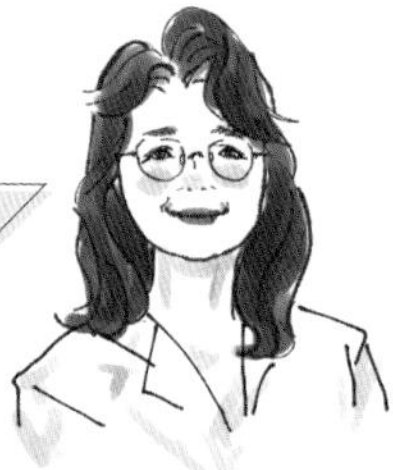

たった3か月! 〝頭深部リンパマッサージ〟でこんなに変わりました!

鏡を見て がっかりしなくなった

Sさん 43歳

AFTER

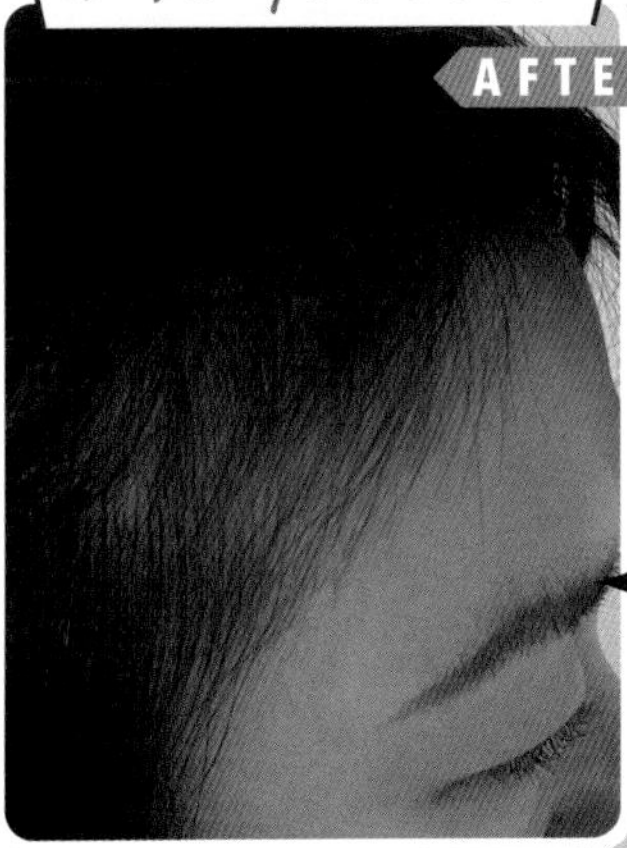

生え際に毛が増えてきて、薄毛部分が気にならなくなりました。鏡を見るのが楽しくなりました。

BEFORE

出産後から抜け毛が増えた

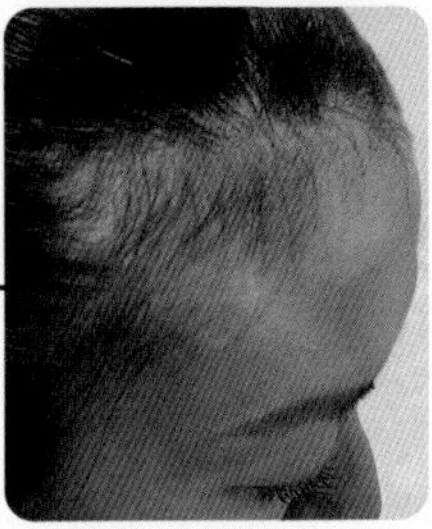

出産後から抜け毛が多くなり始めました。とくに生え際の薄毛が気になっています。

続けていくと、全体的に毛量がアップして、生え際の毛、もっと気にならなくなりますよ!

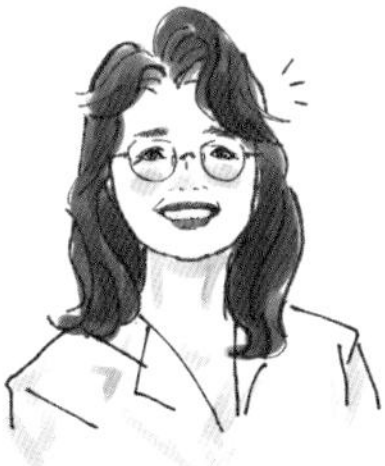

頭皮の乾燥が潤い ブツブツが減った

Mさん 59歳

AFTER

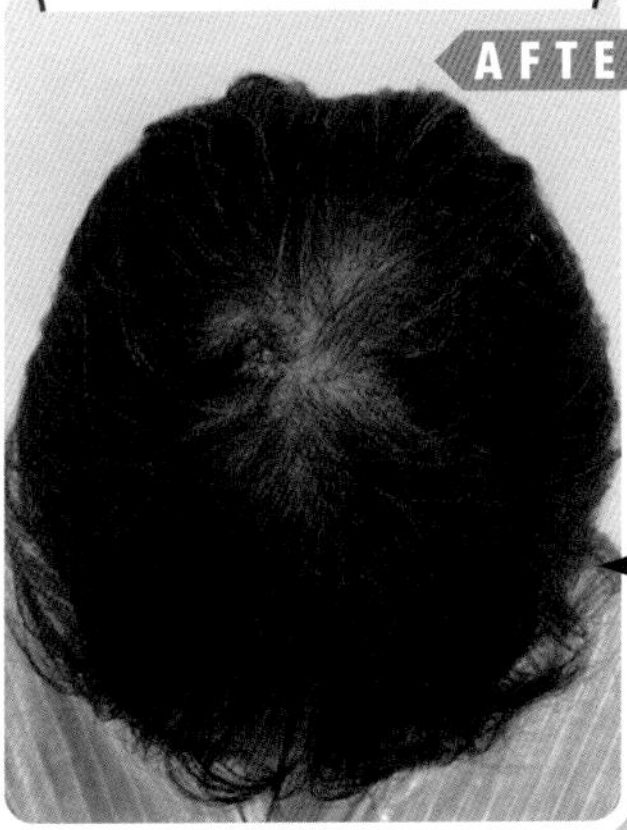

マッサージをするとまず頭皮がきれいになり痛みがなくなりました。全体にボリュームも出て薄毛がやわらぎました。

BEFORE

白髪も薄毛も目立つのが悩み

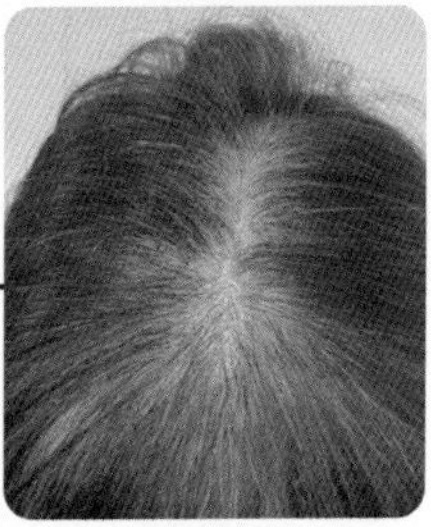

頭皮に肌荒れがあり痛くて白髪染めがあまりできません。さらに薄毛が年々目立つように。

肌の色がきれいになって、髪のボリュームも増えました。これからが楽しみですね!

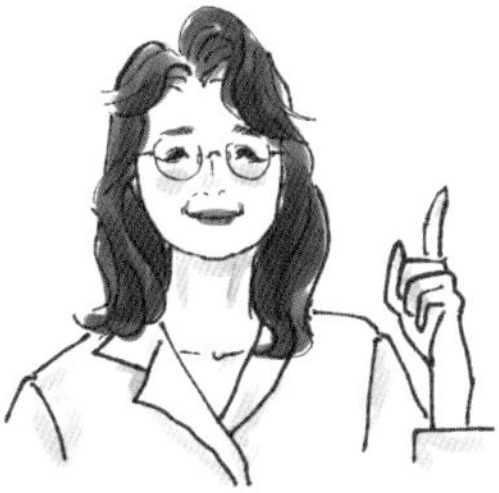

Yさん 59歳

BEFORE

50代から細毛にボリュームがない

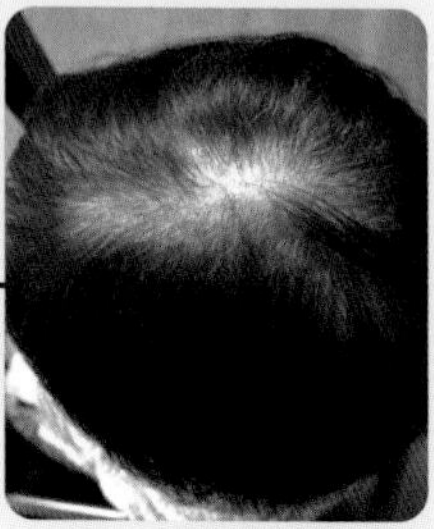

ブラッシングなどで刺激していますが、頭頂部の薄毛がなかなか改善せず悩んでいます。

AFTER

髪にコシが出て太くなった

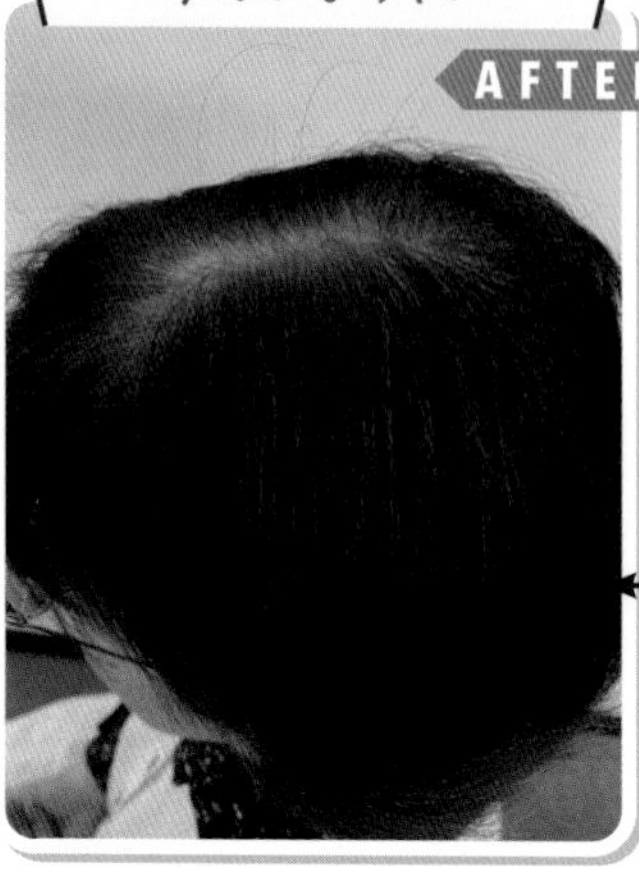

弱々しい細毛が多かったのですが、根元にコシのある毛が生えてきました。首のこりもほぐれました。

頭頂部だけでなく、周辺の毛の立ち上がりも見られますね。毛にコシが出てきましたね！

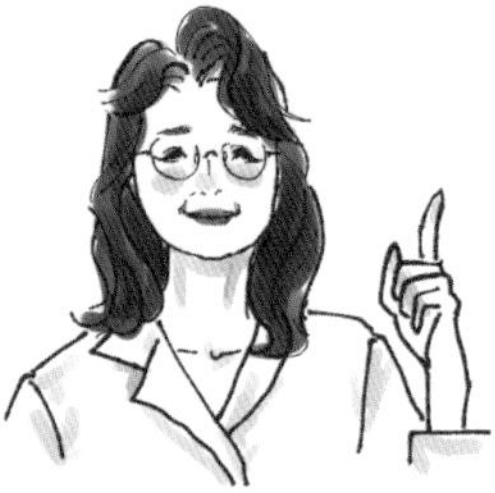

Yさん 56歳

BEFORE

年々白髪が増えてカラーが必須に

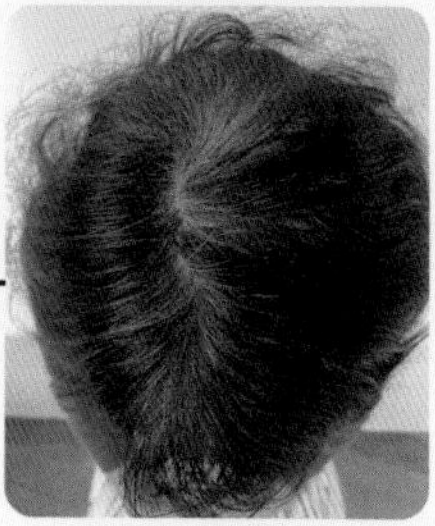

50代から白髪が気になりだしました。とくに頭頂部に多いのが気になっています。

AFTER

根元が黒くなって染める頻度も減りそう

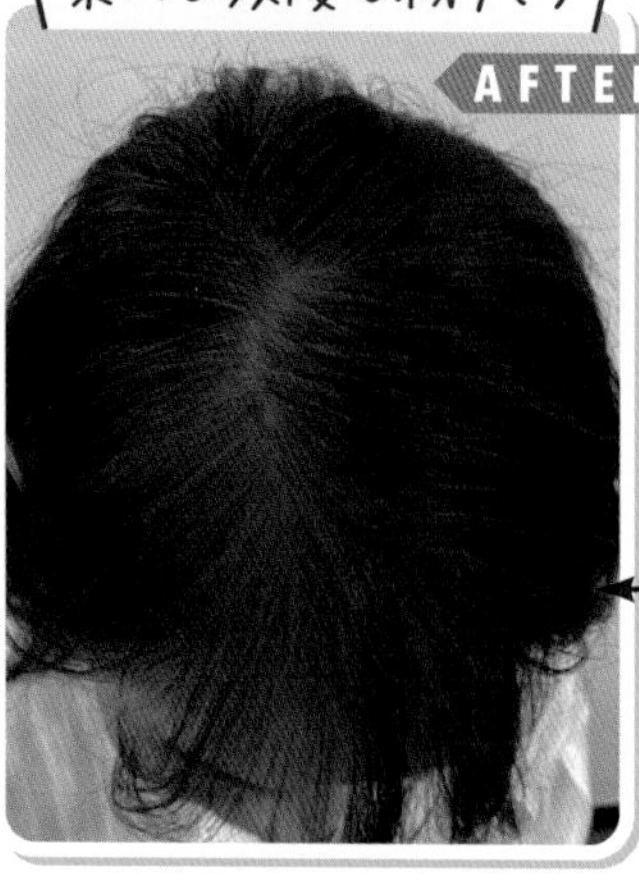

新しく生えてきた髪に黒っぽい毛も見られ、白髪が少しだけ減りそうな予感。マッサージは習慣化しました。

髪にボリュームが出ましたね！　ぜひ毎日の習慣にし、白髪の改善を目指してください。

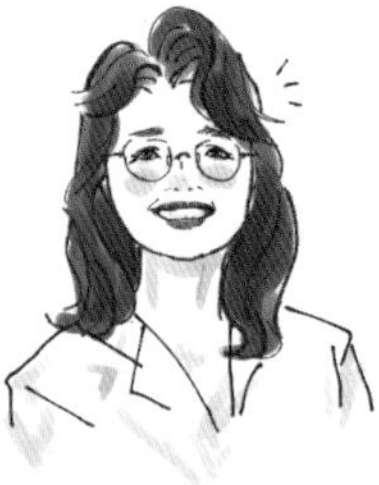

だれでも手軽にできる 頭深部リンパマッサージ

今日から あなたも体験してみて!

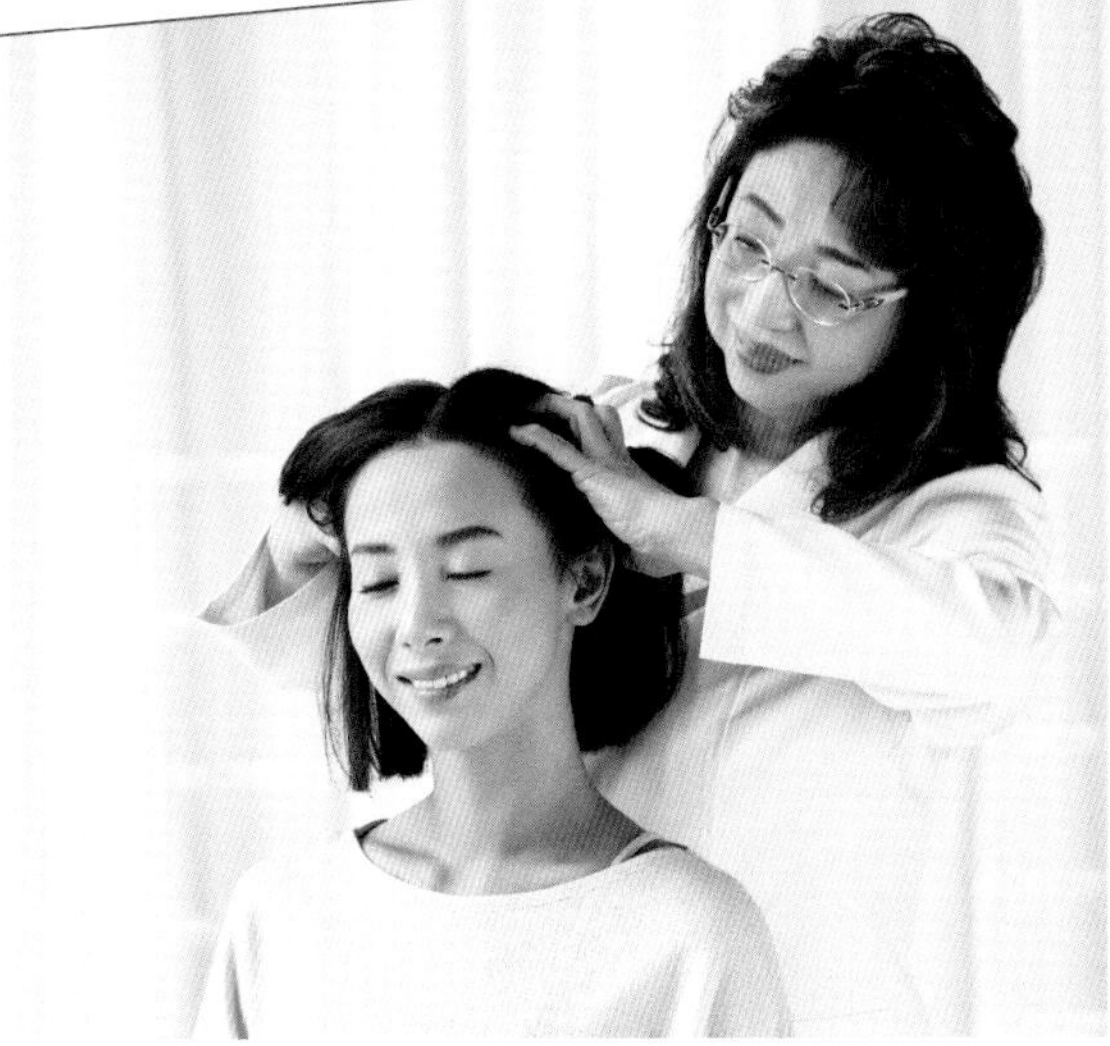

9名の方々が「頭深部リンパマッサージ」を3か月続けた結果、個人差はありますが皆さん、頭皮の状態が改善し、太く黒い毛が生え始めました。また、顔色が明るくなり、シャープなフェイスラインが出てきましたね。これからも続けていくことで、髪が生え変わる頃にはより一層、髪質や頭皮の変化を感じられるようになるでしょう。あなたの髪でも実感してみてください。

夜久ルミ子

第1章 頭皮のさらに奥へアプローチ！ 頭深部リンパマッサージで髪が増える

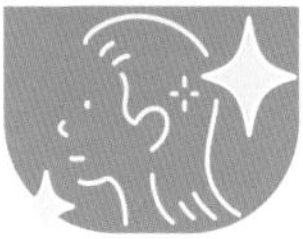

第2章 老廃物を一気に流す！ 頭深部リンパマッサージの基本

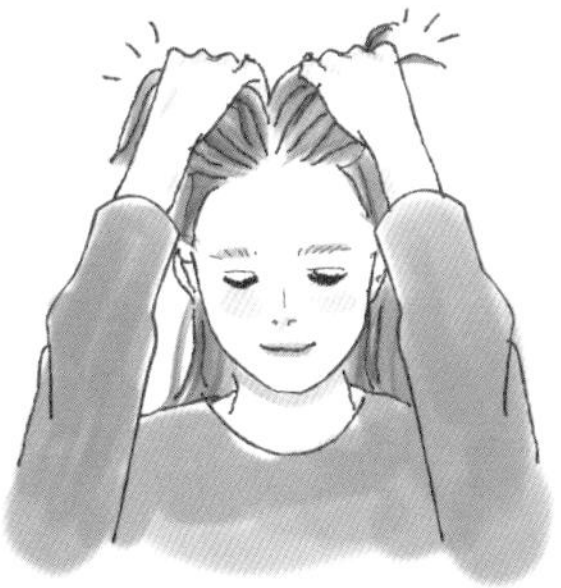

第3章 みるみる髪質が変わる！ 頭皮と髪の正しいケア

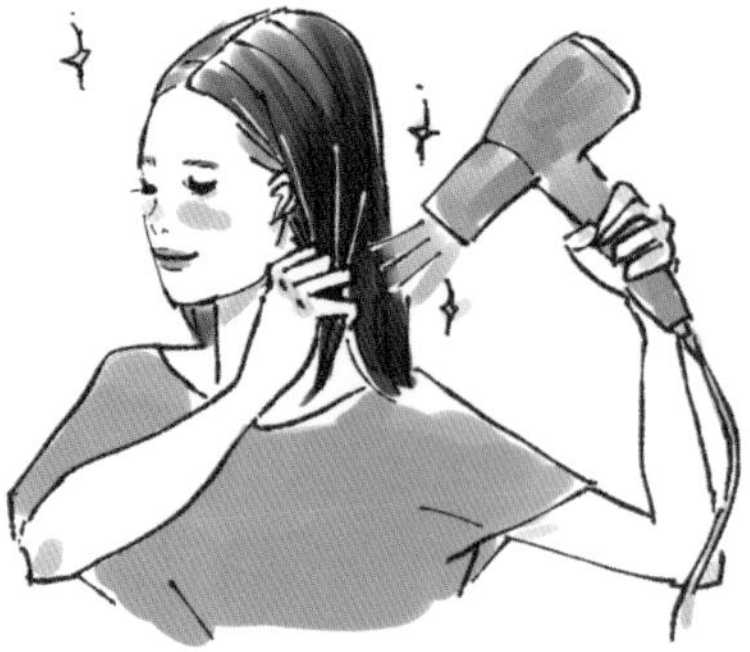

第4章
顔の細かな悩みも改善！
フェイス救済ケア

第1章

頭深部リンパマッサージで髪が増える

頭皮のさらに奥へアプローチ!

「頭深部リンパマッサージ」は、体の深い部分にあるリンパ節に働きかけ、頭の奥にたまった老廃物をしっかり流すマッサージ。一般的な頭皮マッサージとの違いや、健康的な髪が生えるしくみを解説していきます。

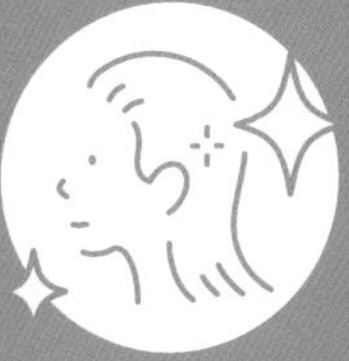

頭には知らず知らずのうちに老廃物がたまっている

髪トラブルの原因は頭の奥につまった老廃物のせいだった

薄毛や白髪、細毛などの髪の毛の悩みの原因は、毛の生えてくる根元にあります。頭皮（頭の皮ふ）の下には筋肉があり、筋肉の中には血管やリンパ管が通っています。健康な髪をつくるためには、栄養分が血液にのって毛根へと運ばれる必要がありますが、リンパ管の中に老廃物がたまっていると、頭の毛細血管を圧迫して邪魔するため、栄養がきちんと届きません。

リンパは筋肉の動きによってゆっくり流れていますが、ふだんの生活では頭の筋肉を使うことがほとんどないので、その中を通るリンパ液の流れは滞りがち。何もしなければ老廃物はたまりっぱなしです。老廃物がたまれば筋肉もかたくなり、さらに血流が悪くなります。

まずは左ページを参考に頭を触って、老廃物がたまりやすい場所をチェックしてみましょう。

こんな人は老廃物がたまっているかも！

- ☑ 頭皮を触るとボコボコしたところがある
- ☑ 肩こりがある
- ☑ 首のつけ根を押すだけで痛い
- ☑ 生え際に、ニキビのようなものがある
- ☑ 頭皮の色がくすんでいる
- ☑ 目の大きさが若い頃とくらべて小さくなったと感じる
- ☑ 猫背ぎみ

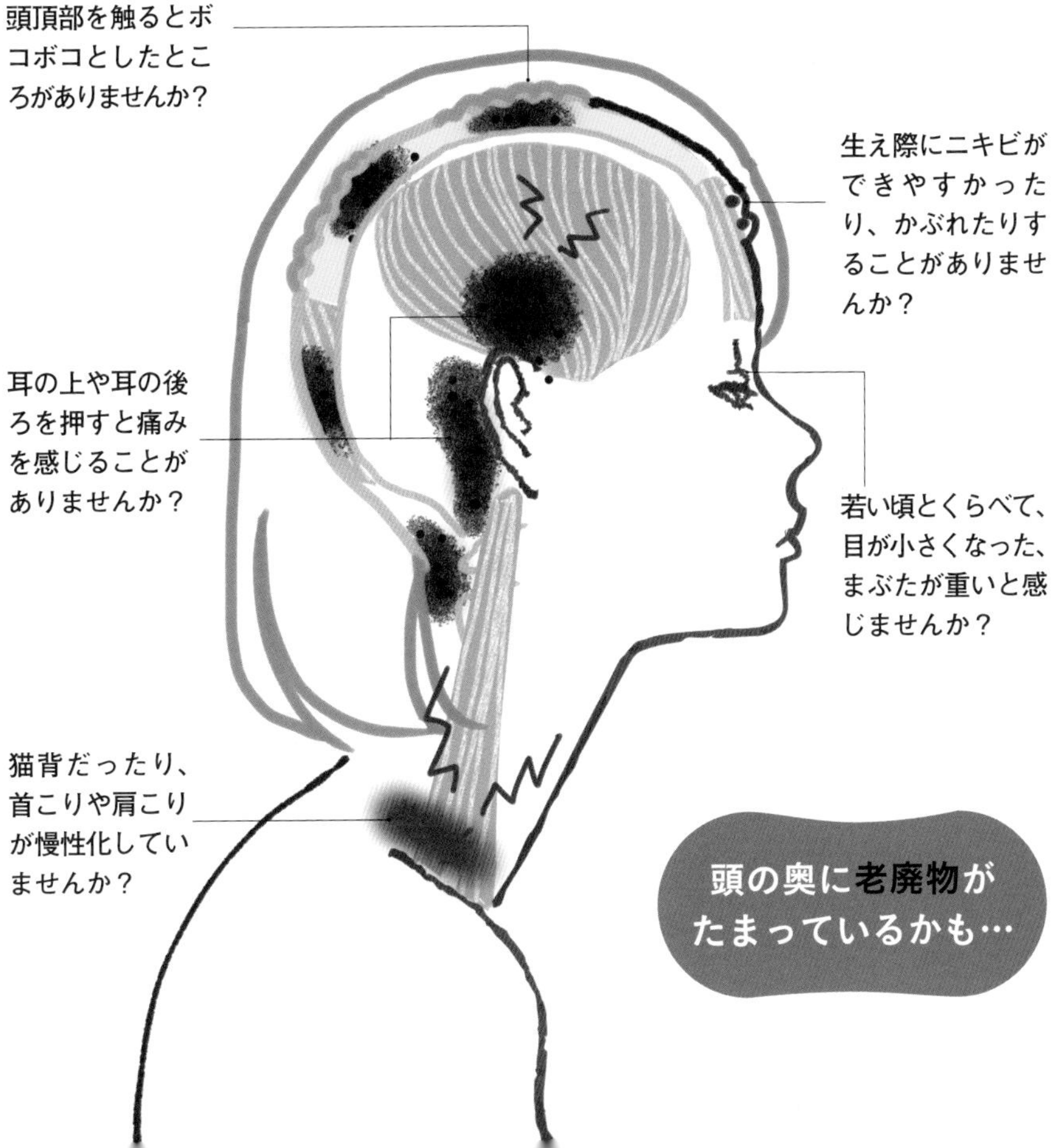
頭頂部を触るとボコボコとしたところがありませんか？
生え際にニキビができやすかったり、かぶれたりすることがありませんか？
耳の上や耳の後ろを押すと痛みを感じることがありませんか？
若い頃とくらべて、目が小さくなった、まぶたが重いと感じませんか？
猫背だったり、首こりや肩こりが慢性化していませんか？
頭の奥に老廃物がたまっているかも…

頭深部リンパマッサージで頭の奥を大掃除！

頭皮環境が改善されれば太く黒い髪が生えてくる

頭に老廃物がたまっている頭皮環境は、例えるならばゴミやホコリだらけの部屋のような状態です。床に掃除機をかけたり棚を拭いたりしても、カーペットやテレビの裏に長年たまり続けたゴミやホコリを取り除くことはできず、それはどんどん増えて掃除をしたところまでも汚してしまいます。頭皮も同じで、シャンプーや頭皮マッサージできれいにしたつもりでいても、奥の老廃物が残っている状態では、頭皮環境は改善しません。

大事なのは、部屋のすみずみまでホコリを拭き取り、いらないものは捨てること。きれいになった部屋は澄んだ空気が流れ、毎日の掃除もラクになるように、きれいな頭には、リンパがきちんと流れて血液が行き渡り、健康な髪を育てる環境がつくられます。

頭の奥の環境を整える

老廃物がたまった頭には髪が育たない

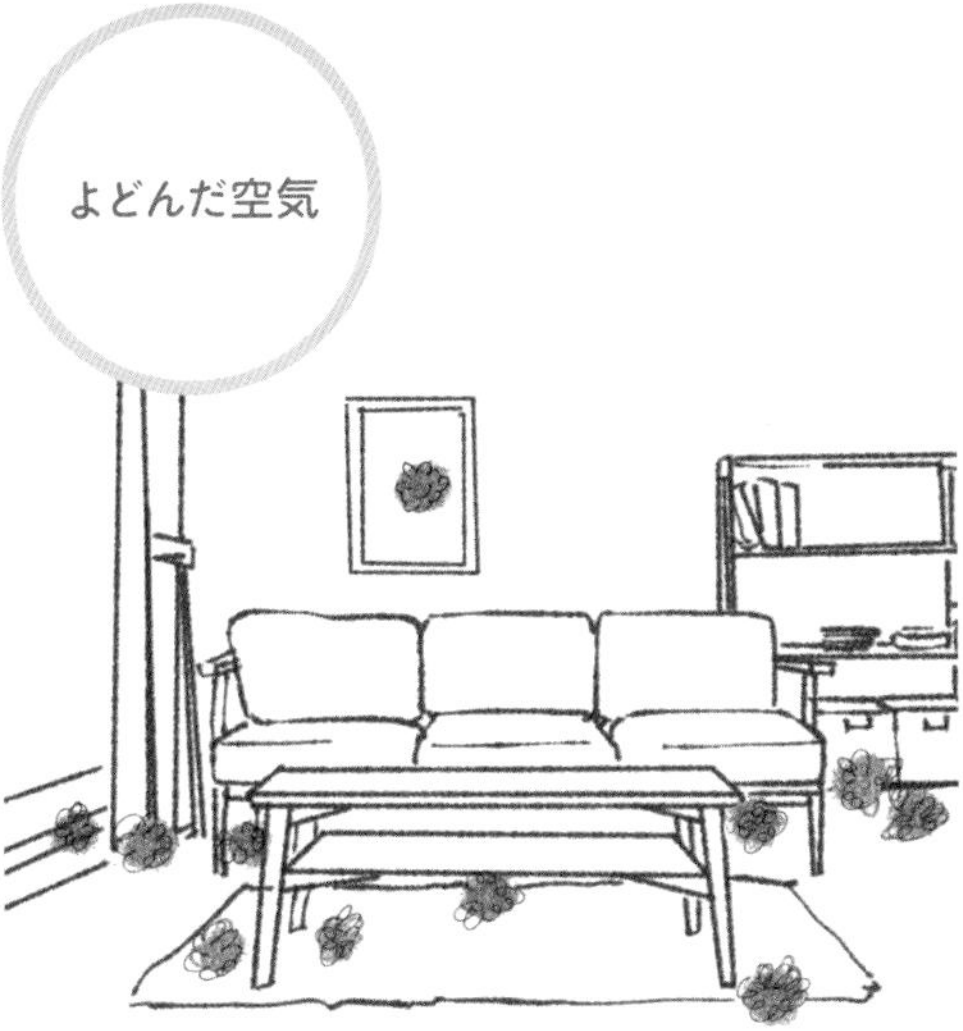

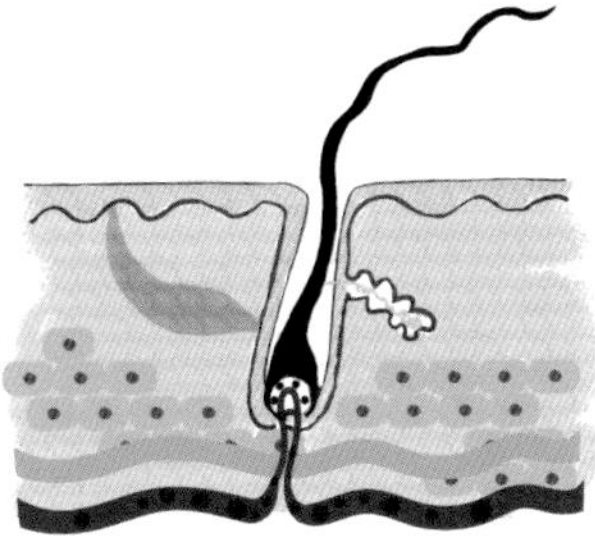

頭皮のフケやホコリなど表面的な汚れを取り除いても、老廃物が残ったままだと、生えてくるのは弱々しい細い髪。

老廃物を除ければ健康な髪が育つ

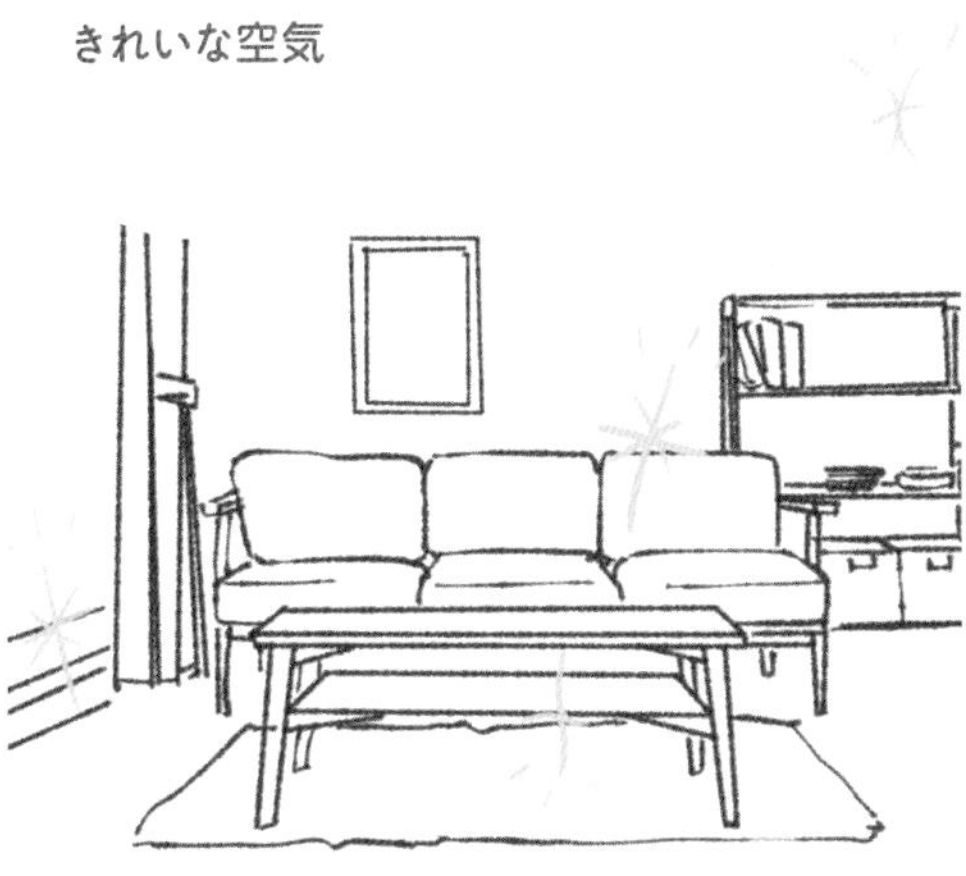

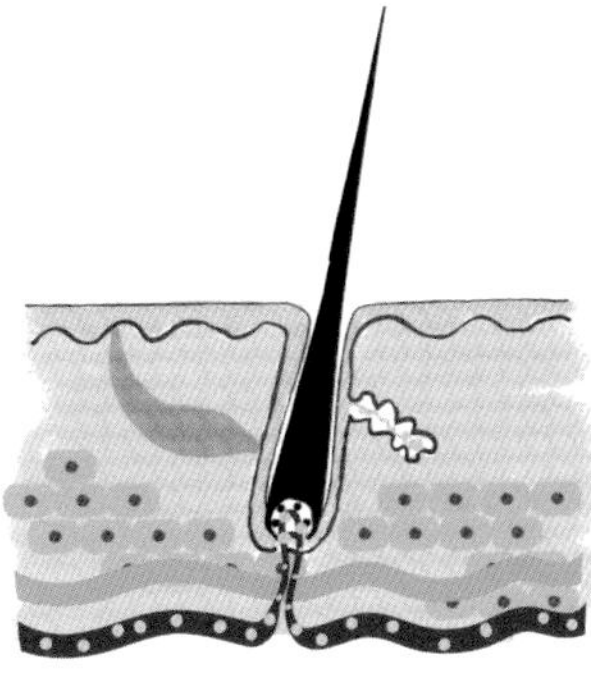

頭の奥の老廃物が取り除かれると、血液が巡り、髪の根元の細胞へ栄養が届く。太く黒い健康な髪が生えてくる。

老廃物はリンパ管を通って体外へ排出される

全身に張り巡らされるリンパ管を活性化することが大切

私たちの体は、心臓から動脈を通して血液を巡らせ、全身の細胞へ酸素や栄養素を届けます。頭にも毛細血管が張り巡らされていて、栄養素が毛根にある細胞へと運ばれ、髪の毛がつくられます。この生成過程で不要になったたんぱく質や脂質、余分な水分が老廃物となります。それらも毛細血管が回収して、今度は静脈から心臓へと戻ります。このとき、静脈で回収できない大きな老廃物を回収するのが、静脈と伴走するリンパ管です。

頭の皮ふの下の浅い部分にある毛細リンパ管には繋留《けいりゅう》フィラメントと呼ばれるひものようなものがあり、引っ張られると細胞と細胞の間にたまった小さな老廃物をリンパ管の中へ引き込みます。リンパ管は頭や足の末端まで張り巡らされ、老廃物を回収しているのです。

リンパの流れとしくみ

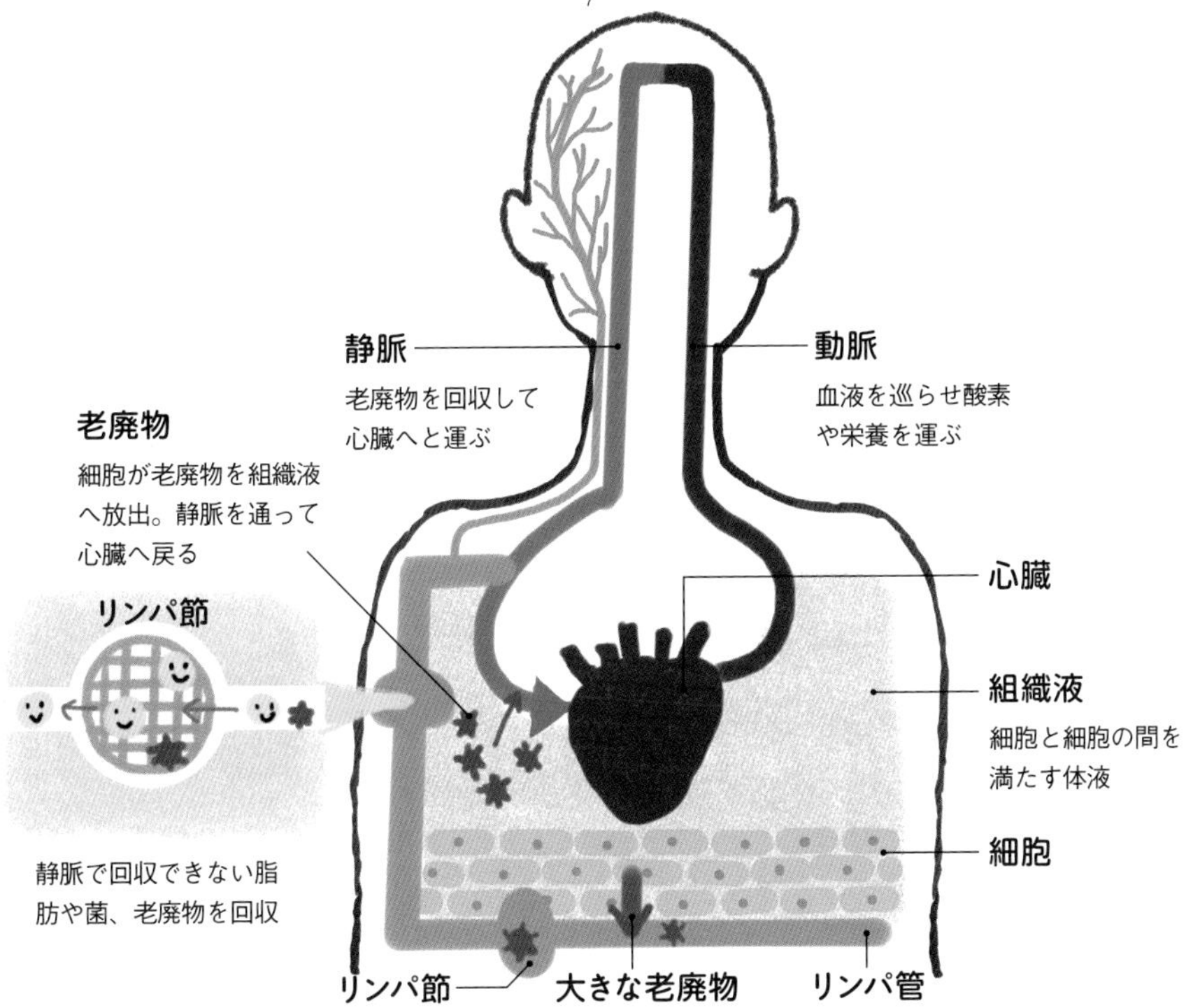
静脈
老廃物を回収して
心臓へと運ぶ
動脈
血液を巡らせ酸素
や栄養を運ぶ
老廃物
細胞が老廃物を組織液
へ放出。静脈を通って
心臓へ戻る
リンパ節
静脈で回収できない脂
肪や菌、老廃物を回収
心臓
組織液
細胞と細胞の間を
満たす体液
細胞
リンパ節
大きな老廃物
リンパ管

フィラメントを刺激するとしっかりとリンパ管が開く

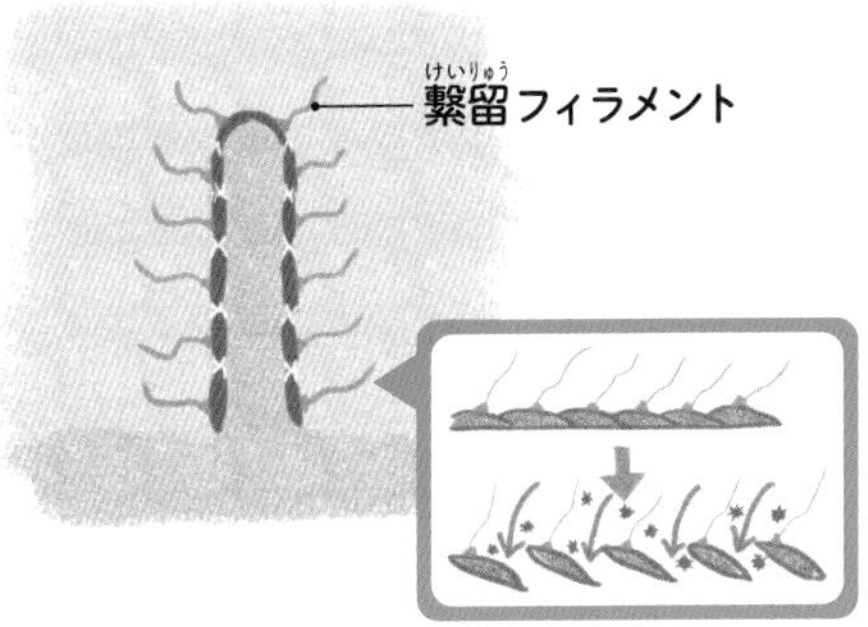
繋留《けいりゅう》フィラメント

皮ふの近いところにある毛細リンパ管は細胞の間にあり、ひものような「繋留フィラメント」がついています。皮ふが動くとフィラメントが引っ張られてリンパ管が開き、細胞内にある老廃物などをリンパ管に取り込みやすくなります。

深部リンパ管を刺激すれば老廃物は一気に流れる

一般的なリンパマッサージではすべての老廃物は回収できない

肌の表面（皮ふのすぐ下）を通る浅いリンパ管は全体の6％のリンパ液しか流れていません。残りの94％は筋肉の中にある深部リンパ管を流れています。軽く押したりさするような一般的なマッサージでは浅いリンパ管にしか働きかけができず、老廃物のすべてを取り除くことができません。「頭深部リンパマッサージ」では、最初に筋肉へ圧をかけて、深部にあるリンパ節を刺激する「深部リンパ節開放」を行います。こうすることで浅部のリンパ液を深部のリンパ管に引き込み、ほぼ１００％のリンパ液を一気に流すことができるのです。

頭の老廃物を取り除くためには、鎖骨、脇、耳まわりの「深部リンパ節開放」が重要。大きなリンパ節が集まるので、力を使わずに短時間で、リンパがぐんぐん流れる体になります。

深部リンパの位置と働き

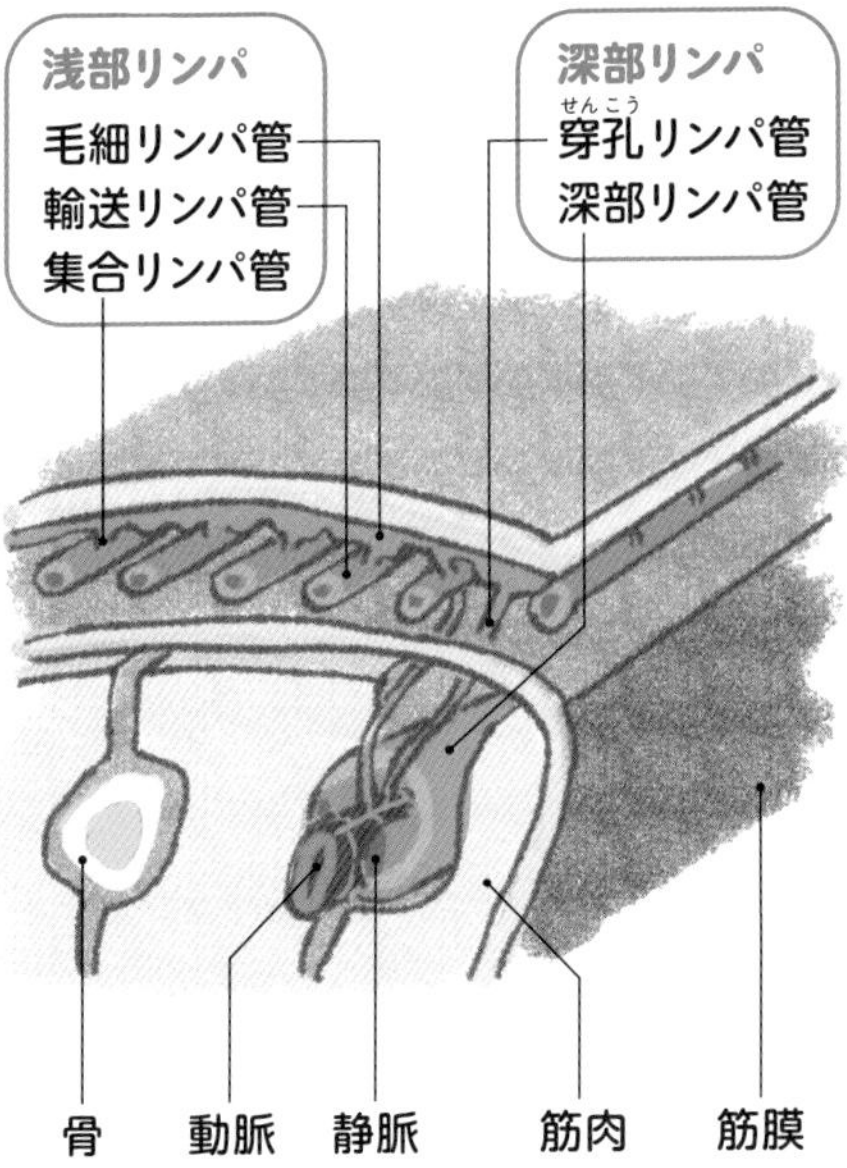
浅部リンパ
毛細リンパ管
輸送リンパ管
集合リンパ管
深部リンパ
穿孔《せんこう》リンパ管
深部リンパ管
骨
動脈
静脈
筋肉
筋膜

表面のマッサージだと全体の6%のリンパ液しか流れない

深部リンパ節開放ならほぼ100%のリンパ液を流せる！

筋肉に圧がかかると浅部と深部をつなぐ穿孔リンパ管が活性化します。これにより、浅部のリンパ液が深部のリンパ管に流れ込み、大量の老廃物を回収することができます。

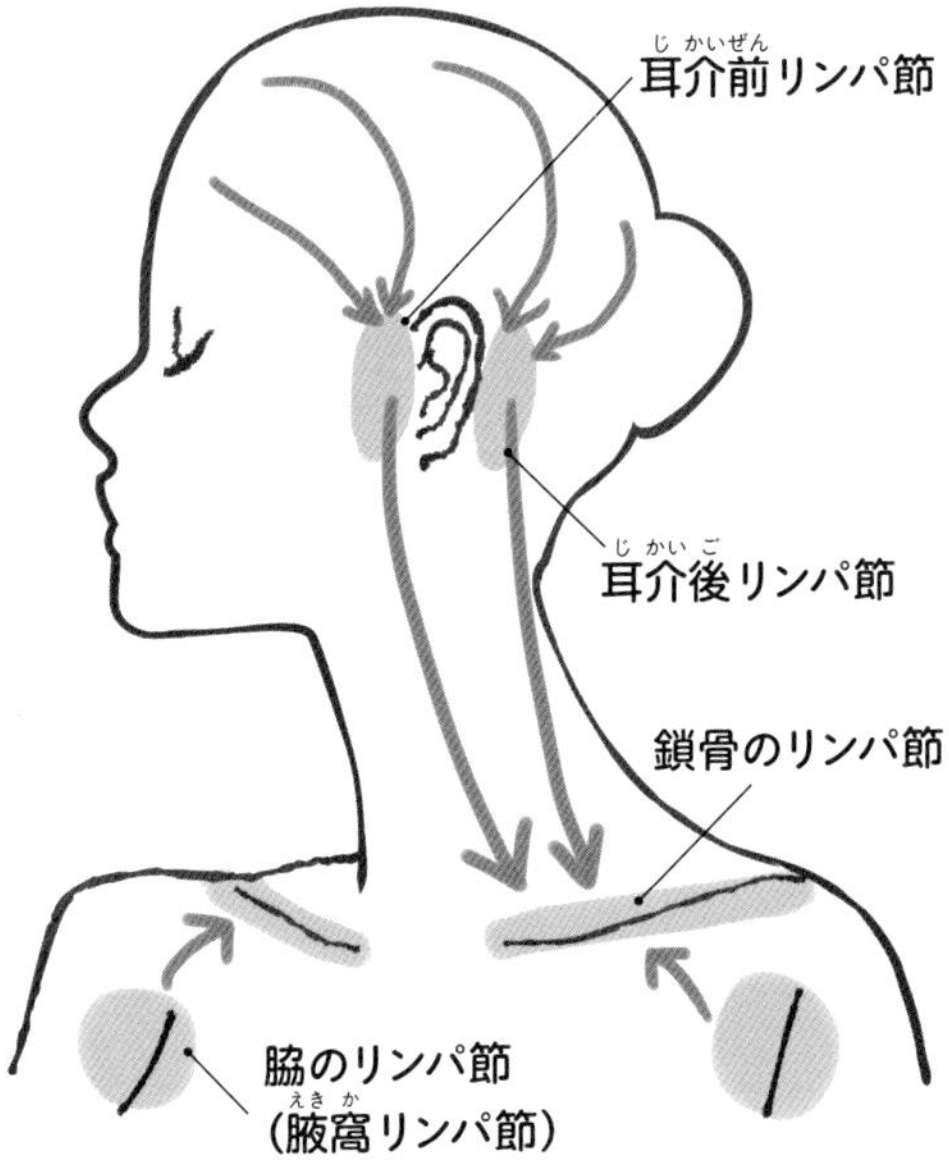
耳介前《じかいぜん》リンパ節
耳介後《じかいご》リンパ節
鎖骨のリンパ節
脇のリンパ節
（腋窩《えきか》リンパ節）

老廃物を回収するリンパ節にアプローチ！

リンパ液には、栄養のほかに老廃物や細菌などの有害物質も流れています。リンパ管の途中にある「リンパ節」が有害物質を取り除くフィルターのような役目をしています。頭にたまった老廃物が通る大きなリンパ節に働きかけることが最も効果的です。

ふだんは動かさない頭の筋肉をしっかりほぐす

頭の奥の筋肉を刺激するとリンパと血液が巡る

頭頂部には帽状腱膜《ぼうじょうけんまく》という頭蓋骨を広く覆う、薄い膜があります。ここは筋肉ではなく、筋肉と筋肉をつなぐ膜。筋肉のような収縮運動ができません。そもそも頭の筋肉自体、日常生活で動かす機会があまりありません。こりかたまったまわりの筋肉に帽状腱膜が引っ張られると、血液やリンパの流れが滞ってしまいます。帽状腱膜下に老廃物がたまると、頭皮はどんどんかたくなり、血管も圧迫され、栄養が滞り、ますます薄毛になる悪循環が生まれます。頭頂部や分け目の薄毛が目立ったりするのは、帽状腱膜に老廃物がたまりやすいからです。

「頭深部リンパマッサージ」では、帽状腱膜のまわりの頭の筋肉や耳の前にある前耳介筋《ぜんじかいきん》、首にある胸鎖乳突筋《きょうさにゅうとつきん》もほぐすことで、本来の柔軟性を取り戻し、頭全体のリンパや血液の巡りをよくします。

アプローチする筋肉

前頭筋《ぜんとうきん》

眉間の上から額を覆うようについている筋肉。かたくなると、額の毛が薄くなったり、シワになる。

側頭筋《そくとうきん》

歯を食いしばるときに動く筋肉。眼精疲労などでこりかたまりやすく血流が滞りがち。

帽状腱膜《ぼうじょうけんまく》

頭蓋骨を覆うようについている筋膜。隣り合う筋肉に引っ張られると血流が悪くなり、薄毛などに。

前耳介筋《ぜんじかいきん》

耳の前方にある薄い筋肉。日常生活でほぼ動かさないが顔面神経が通っているので、刺激することで表情が豊かになる。

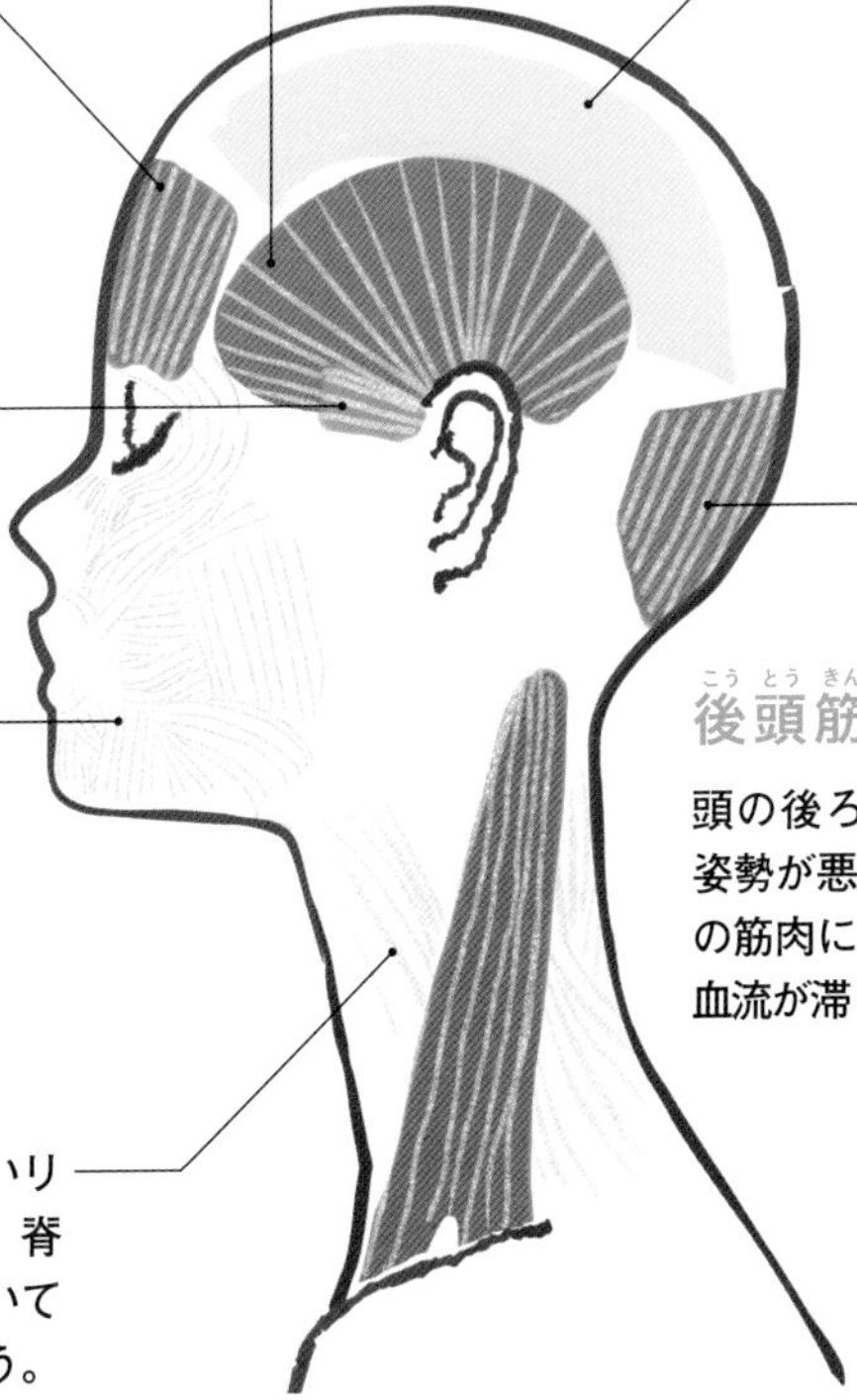

顔の筋肉

顔には30もの細かな筋肉があり、表情をつくる。「頭深部リンパマッサージ」でそれらの筋肉を効率よく刺激できる。

後頭筋《こうとうきん》

頭の後ろにある筋肉。姿勢が悪いと首から下の筋肉に引っ張られて血流が滞りやすくなる。

首の筋肉

頭と鎖骨をつなぐ筋肉には太いリンパ管が通っている。さらに、脊髄神経が頭から背中に通っていて刺激することで自律神経が整う。

＼頭の筋肉が刺激されるとこんないいことも！／

- 顔がリフトアップし、若見え
- 目の疲れ、肩こり、食いしばりが改善
- 自律神経が整い、気持ちが前向きに

髪をつくる細胞に しっかりと栄養を届ける

薄毛や白髪になる理由を知って 頭皮下の環境を整えよう

髪の育つ要となる部分を毛乳頭《もうにゅうとう》と呼びます。毛乳頭の周囲にある毛母細胞《もうぼさいぼう》は、血管から髪の毛の生成に必要なアミノ酸などの栄養素を吸収し、細胞分裂をくり返して増殖します。これが、上へ上へと押し出されながら水分を放出してかたくなり、髪となります。

毛母細胞の近くにはメラノサイト（色素細胞）があり、色をつくるメラニン色素が生成されます。毛母細胞が細胞分裂をする際に、メラニン色素が取り込まれ、黒い髪になります。このメラノサイトの働きが低下してメラニン色素がつくられなかったり、細胞への受け渡しがうまくいかないと、白髪になってしまいます。また、頭皮内にある立毛筋《りつもうきん》という小さな筋肉が衰えると髪の立ち上がりが悪くなります。これらの細胞の働きを活性化することで、黒くコシのある健康的な髪が生えてくるようになります。

髪トラブルの原因

立毛筋の力が低下するとぺたんこ髪に

年齢を重ねて立毛筋が弱くなると髪の立ち上がりが悪くなり、ボリュームが出ない。

毛穴がつまるとうねり&においに

頭の毛穴はほかの部位にくらべて大きく、汗や汚れでつまりやすい状態。皮脂や雑菌が繁殖し嫌なにおいやうねった髪になる。

髪が刺激を受けるとパサつきに

紫外線やパーマの熱などの刺激を受けると、髪の潤いが失われ、毛先がパサつき、頭皮の乾燥にもつながる。

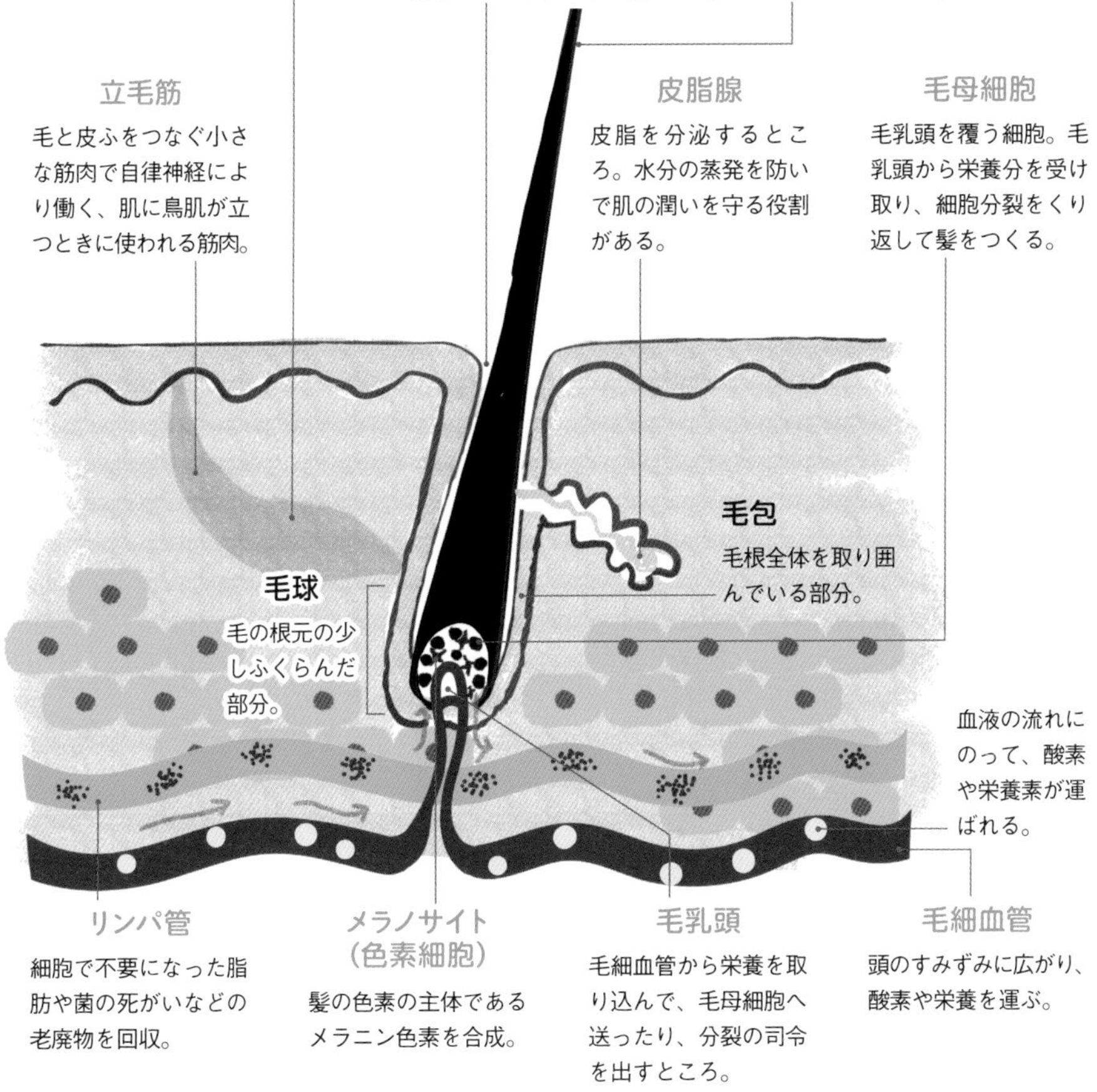

立毛筋
毛と皮ふをつなぐ小さな筋肉で自律神経により働く、肌に鳥肌が立つときに使われる筋肉。
皮脂腺
皮脂を分泌するところ。水分の蒸発を防いで肌の潤いを守る役割がある。
毛母細胞
毛乳頭を覆う細胞。毛乳頭から栄養分を受け取り、細胞分裂をくり返して髪をつくる。
毛包
毛根全体を取り囲んでいる部分。
毛球
毛の根元の少しふくらんだ部分。
血液の流れにのって、酸素や栄養素が運ばれる。
リンパ管
細胞で不要になった脂肪や菌の死がいなどの老廃物を回収。
メラノサイト（色素細胞）
髪の色素の主体であるメラニン色素を合成。
毛乳頭
毛細血管から栄養を取り込んで、毛母細胞へ送ったり、分裂の司令を出すところ。
毛細血管
頭のすみずみに広がり、酸素や栄養を運ぶ。

色素細胞が低下すると白髪に

メラノサイト（色素細胞）が合成されると髪が黒くなるが、栄養が不足したり、加齢やストレスなどでメラノサイトが減ると白髪が増える。

毛母細胞に栄養が届かないと薄毛に

老廃物が多いと毛包が浅くなり、毛母細胞に栄養が届かない。髪の毛が育たなくなり、薄毛や白髪の要因になる。

抜け毛を恐れすぎない！必ず抜ける時期がある

1日100本抜けるのは正常 老廃物を流せばヘアサイクルが整う

個人差はありますが、頭皮にはおよそ10万本の毛が生えています。髪の毛には1本1本寿命があり、時間が経つと自然と抜け、また新しい毛が生えてきます。これをヘアサイクル（毛周期）と呼びます。女性の場合は4〜6年の周期で交互にサイクルを迎え、1日80〜100本ほどの毛が抜け落ちています。このサイクルによる抜け毛は正常なものなので、抜け毛＝薄毛になるというわけではありません。問題は抜けたあとに生えてくる毛がやせて細くなってしまうことです。正常な毛1本の太さは平均0・08㎜ですが、これが0・02㎜細くなるだけでも、髪全体の面積の40％ほどが減り、頭皮が透けて見え、薄毛と感じてしまいます。頭の深部リンパをしっかり流し、血流を促進することでヘアサイクルを整え、生えてくる毛を成熟させることが大切なのです。

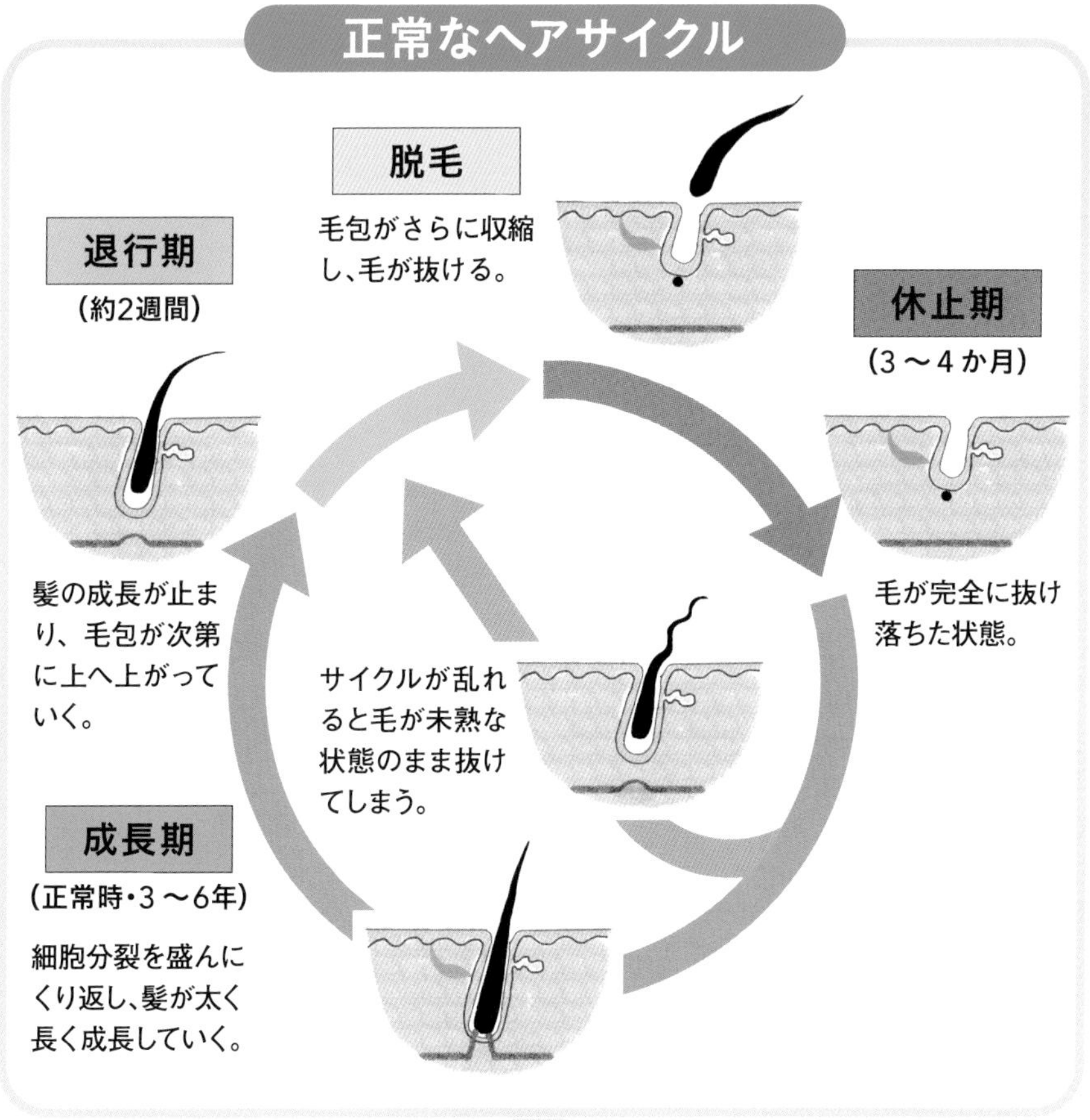
正常なヘアサイクル
脱毛
毛包がさらに収縮し、毛が抜ける。
休止期
(3～4か月)
毛が完全に抜け落ちた状態。
退行期
(約2週間)
髪の成長が止まり、毛包が次第に上へ上がっていく。
サイクルが乱れると毛が未熟な状態のまま抜けてしまう。
成長期
(正常時・3～6年)
細胞分裂を盛んにくり返し、髪が太く長く成長していく。

このサイクルが乱れると髪のトラブルが発生！

成長期が短くなる

髪が十分に太く長くならない

短くてやわらかい毛が生えてくる

髪のボリュームが減る

さらに！

老廃物が増えると新しい毛をつくる活動が低下する

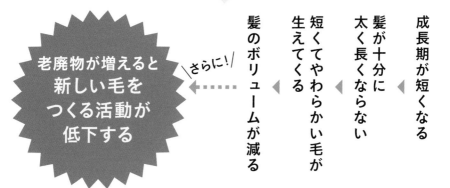

女性ホルモンの減少による髪トラブルも回避できる！

更年期を迎えてもホルモンの巡りは活性化できる

薄毛や白髪などの要因のひとつには、閉経による女性ホルモンの減少があります。女性ホルモンのエストロゲン（卵胞ホルモン）には細い血管を広げて血流を促したり、髪の毛の成長を促進する作用があります。しかし、更年期になってエストロゲンの分泌が減ると、血行不良を招きやすくなるうえ、髪の毛が生えにくくなってしまうのです。

50歳前後の更年期にはエストロゲンの量が減ってしまいます。ただ、エストロゲンの量が減っても、それを運ぶ血液がしっかりと体中に巡っていればホルモンは十分に働き、量が減った分を補うことができます。そのためにも、「頭深部リンパマッサージ」を行って、血液とリンパの流れを整えることは重要なのです。髪悩みだけでなく、更年期の不調の改善にもつながります。

ホルモンバランスの崩れによる症状

エストロゲンが減る

エストロゲンには血管を拡張したり、髪の発育を促す作用がありますが、更年期になると分泌が減ります。

血流が悪くなる

加齢に伴って筋肉の柔軟性がなくなると、血流の量が減り、巡りも遅くなります。冷えやすく、頭の血行不良を招く原因に。

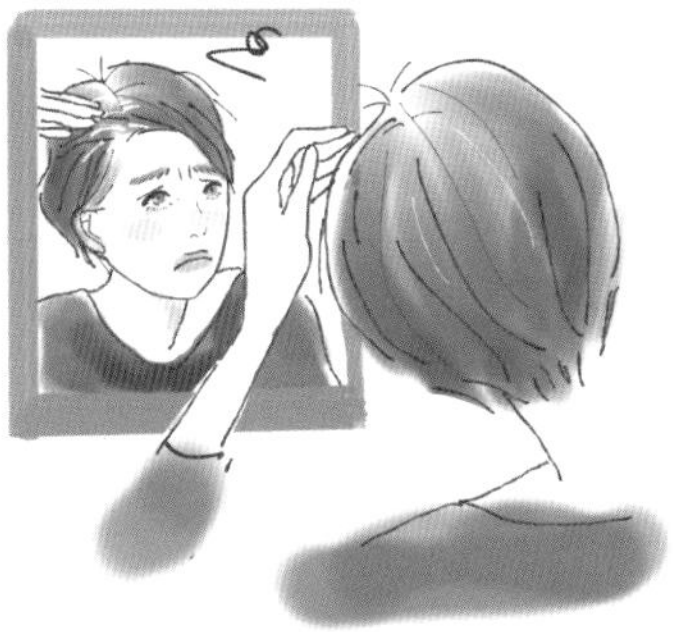

新陳代謝が悪くなる

年齢を重ねると筋肉量が減り、新陳代謝が悪くなります。すると、肌や髪の生成サイクルが乱れます。

自律神経の機能が落ちる

エストロゲンには自律神経を整えて心の安定を保つ役割も。メンタルの揺れが大きくストレスを抱えやすい状態に。

すべてが髪のトラブルの原因になる!!

頭深部リンパマッサージをすると
血液やホルモンの巡りがよくなり
毛母細胞に栄養がしっかりと届く!

美しい髪をキープできる!

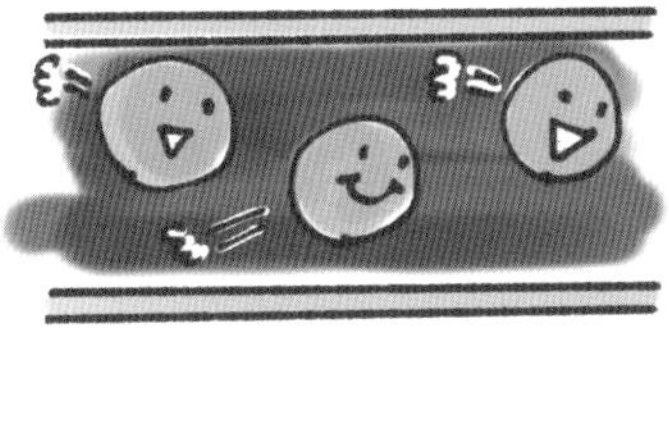

さらに肌もつるつるに

深部リンパマッサージで血液やリンパの巡りがよくなると、ホルモンが血液にのってしっかり巡るようになり、肌の新陳代謝が上がり、肌に弾力が生まれます。

頭をほぐせば顔が勝手に上がりだす

顔のシミやたるみは頭からアプローチするのが正解

頭の筋肉と筋膜は顔とつながっています。そのため、頭の筋肉がかたくなって衰えると、頭皮が下がり、顔の筋肉を支えられなくてシワやたるみがあらわれます。頭の筋肉の衰えが顔の老けに直結するのです。さらに、首の筋肉も顔の筋肉とつながっているため、首まわりのこりも、顔の血流低下とたるみに影響を及ぼします。「頭深部リンパマッサージ」では、頭と首まわりの奥の筋肉に圧をかけて深部のリンパを流し、脇上の老廃物をごっそり取り除くことで、頭だけでなく顔の筋肉の活動や血流を促します。

肌は約28日周期で新陳代謝をくり返します。老廃物が排出され、血液にのって栄養がしっかり運ばれると、このサイクルが整い、新しい肌の生成が進みます。肌の弾力が上がり、顔や首が引き締まり、くすみも取れていきます。顔だけにアプローチをするよりも効果は早く、そして大きくあらわれます。

頭皮のたるみによる顔への影響

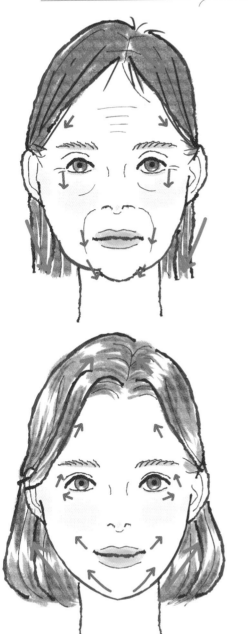

頭の筋肉が衰えると顔に大きなシワが出現

頭の筋肉がしっかり働いているときは、頭皮も顔の皮ふもハリを保っていますが、筋肉が衰えてこりかたまると皮ふがたるみます。顔にある筋肉は小さくて弱いため、頭皮と一緒にたるんで下がり、シワなどがあらわれます。

頭皮が1mm上がると顔が1cm上がる！！

たるみは、顔の下のほうへいくほど大きくなります。そのため頭の筋肉を刺激して皮ふが引き上がると、下へいくほど影響は大きく、顔の皮ふは上がってフェイスラインが引き締まります。顔により大きな効果が出るのです。

睡眠の質が上がり ますます健康な髪を育む

睡眠中は髪のゴールデンタイム 頭皮の新陳代謝が活発になる

髪は1日に0・3㎜ほどつくられるといわれていますが、髪の生成に最も最適な時間は眠っているときです。人間の体では意思とは関係なく生命維持のために働く自律神経があります。睡眠中はこの自律神経のうち、休息時に働く副交感神経が活発になります。すると、血管が拡張され毛母細胞の分裂が活性化し、髪の生成が進みます。

寝る前に「頭深部リンパマッサージ」を行うと、こりかたまった頭の奥の筋肉がほぐれて、リラックスすることでスムーズに入眠できるようになります。眠っている間には成長ホルモンの分泌が盛んになるため、頭皮の細胞分裂が活発になって肌に潤いが出たり、睡眠中に出る汗が頭皮を覆って肌を整えたりします。すると、日中のさまざまな刺激でダメージを受けても、それに負けずによい髪を育てる頭皮環境になるのです。

睡眠中の頭皮と体

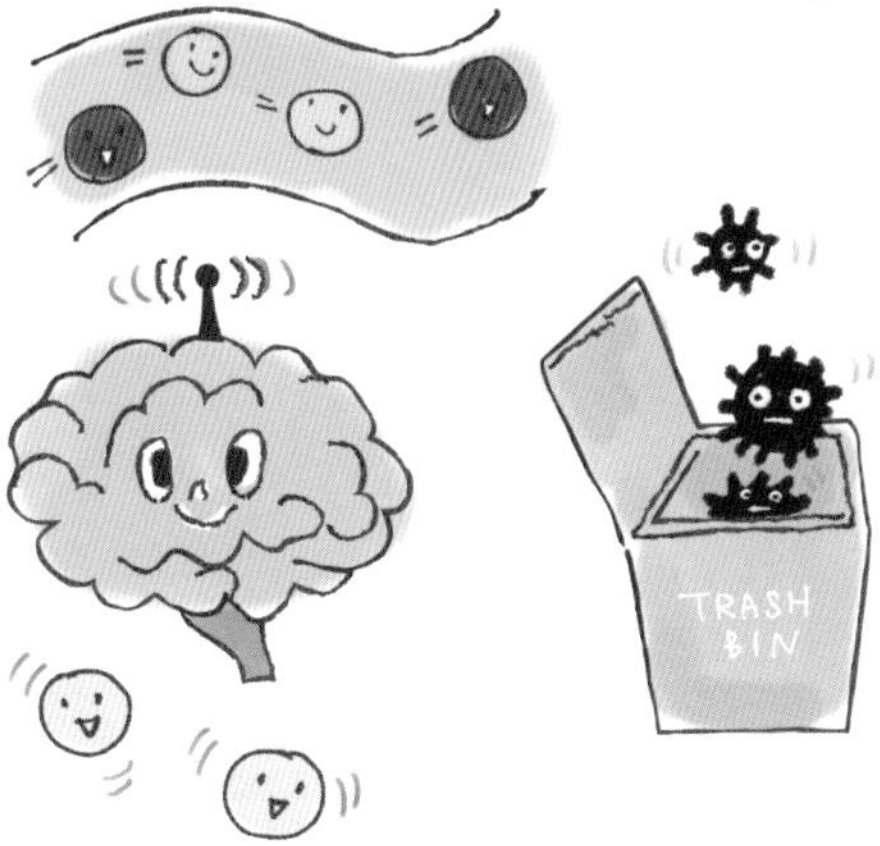

成長ホルモンが髪をつくる環境を整える

髪の大部分はたんぱく質で構成されています。睡眠時は成長ホルモンが分泌され、たんぱく質が吸収されやすい状態に。また、頭皮の新陳代謝も睡眠時の成長ホルモンによって促されます。

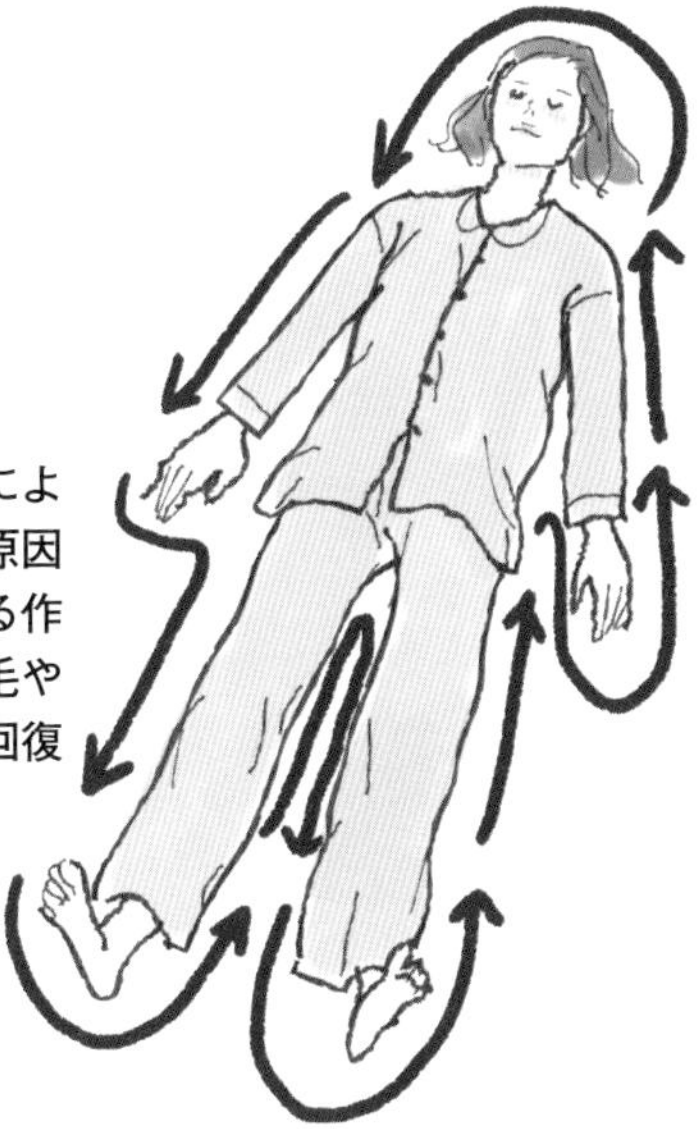

日中の髪のダメージを補修してくれる

日中に浴びた紫外線や、乾燥などによる頭皮のダメージは薄毛や白髪の原因に。成長ホルモンはこれを修復する作用があります。自律神経を整え薄毛や白髪の原因のひとつ、ストレスを回復するためにも睡眠は大切。

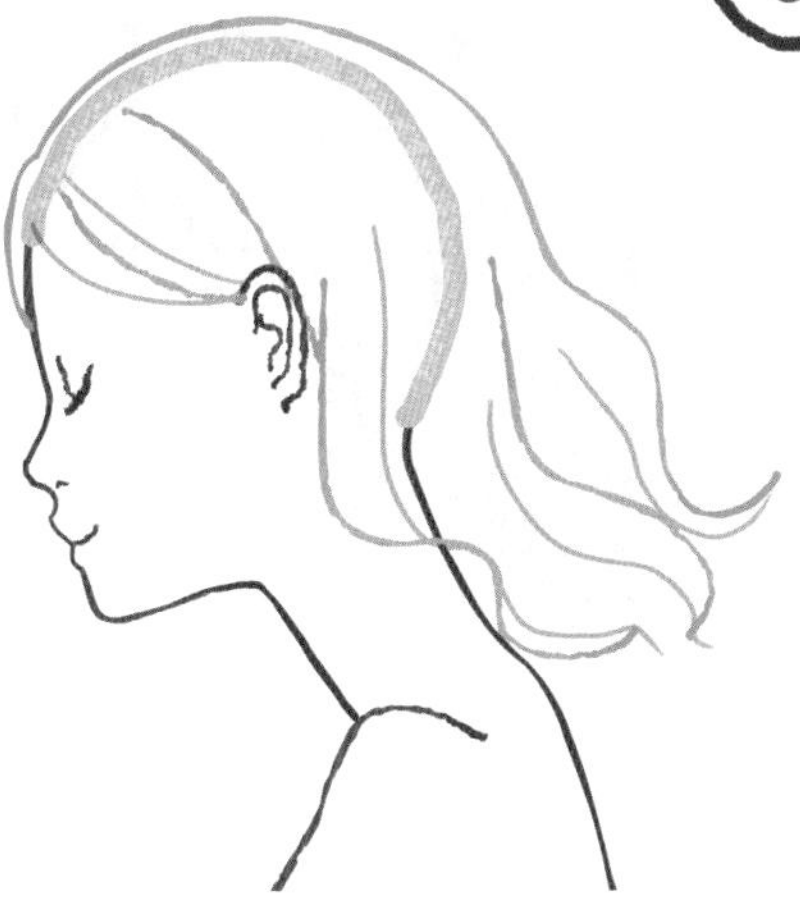

眠っている間に出る汗と脂は美しい髪をつくる

頭皮から出る脂は多すぎると雑菌の繁殖につながります。しかし、入浴後、きれいになった頭から出る汗と脂は皮脂膜となって頭皮の乾燥を防ぎ、水分量を保つバリア機能があります。

COLUMN

頭皮環境を整えながら今ある髪を守る!

髪を守れば薄毛や白髪が目立たなくなる

髪は大きく分けると3つの部位、芯であるメデュラ、中心部のたんぱく質や水分を含むコルテックス、一番外側を覆うキューティクルでできています。キューティクルは厚さ0.005mmほどで、魚のうろこのように重なり合っています。摩擦や紫外線、パーマ剤などの刺激によってキューティクルに穴が開いたり、はがれたりすると、コルテックス内のたんぱく質や水分が流れ出て、パサついたり切れ毛が起こったりします。「頭深部リンパマッサージ」で健康的な髪が生えてくるまでには、毛周期の影響で、人によっては少し時間がかかる場合があります。しかし、今ある髪、とくにキューティクルを傷めないように努めることで、髪の毛のボリュームを維持でき、薄毛や白髪が目立ちにくくなります。

髪を守るためにはキューティクルに注目

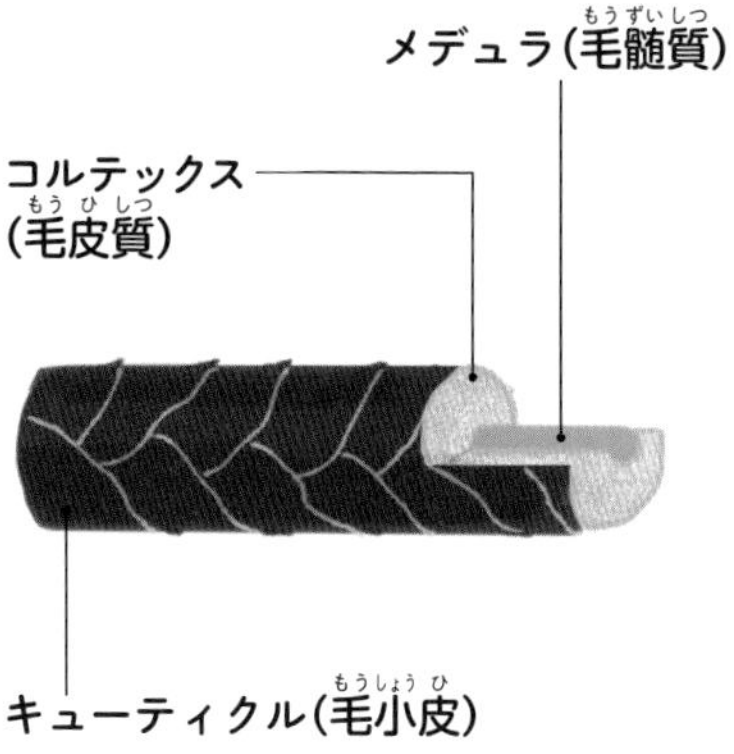

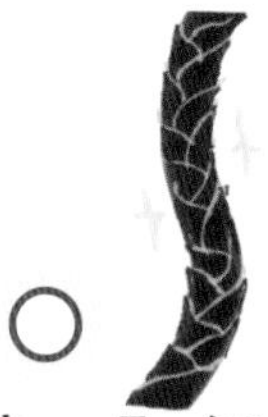

キューティクルが整うと栄養と水分を保てる

キューティクルが整うとツヤが出て、紫外線などの外からの刺激にも強くなる。

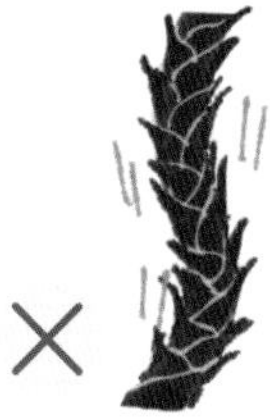

キューティクルがはがれると栄養が流れ出る

キューティクルが傷つくと、髪の内部の栄養が流れてパサつき、さらに傷みやすい髪に。

第2章

頭深部リンパマッサージの基本

老廃物を一気に流す！

それでは「頭深部リンパマッサージ」をやっていきましょう。まずは3か所の深部リンパ節開放をし、そのあとに、頭の筋肉をほぐして深部リンパを流していきます。道具などはとくに使わないので、気軽にスタートすることができます。

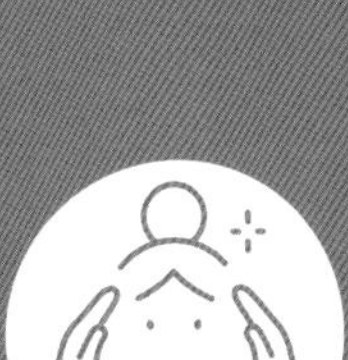

頭深部リンパマッサージ 4つのポイント

始める前により効果を高める「頭深部リンパマッサージ」のやり方を確認しましょう

ポイント 1 押すときは痛気持ちいい強さ

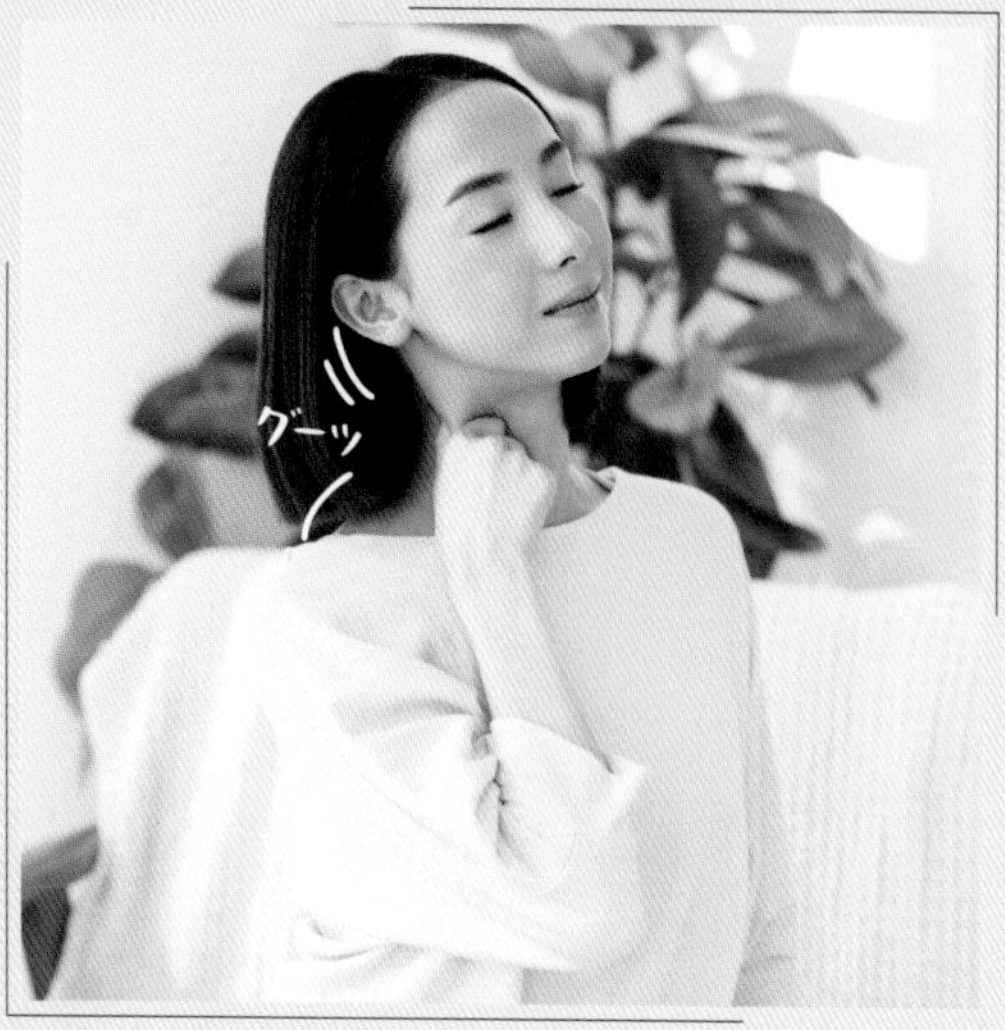

最初は筋肉がこりかたまっているので、痛気持ちいいと感じる程度の圧で押してほぐします。慣れてくると痛みを感じにくくなりますが、改善されている証拠。

ポイント 2 押す&引っ張るときは頭頂部に向かって

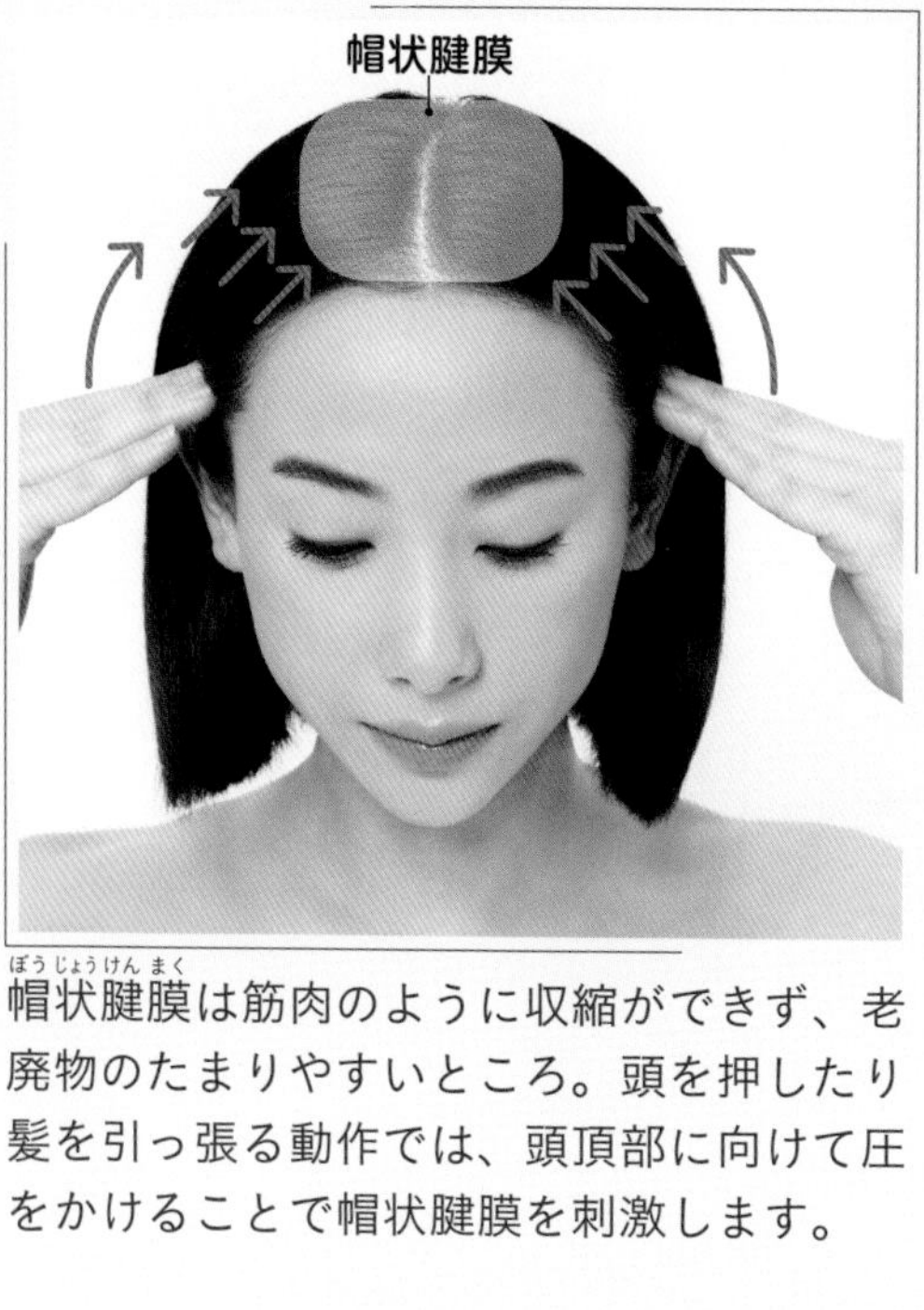

帽《ぼう》状《じょう》腱《けん》膜《まく》は筋肉のように収縮ができず、老廃物のたまりやすいところ。頭を押したり髪を引っ張る動作では、頭頂部に向けて圧をかけることで帽状腱膜を刺激します。

ポイント
3
1日1回、まずは 2週間続けてみて

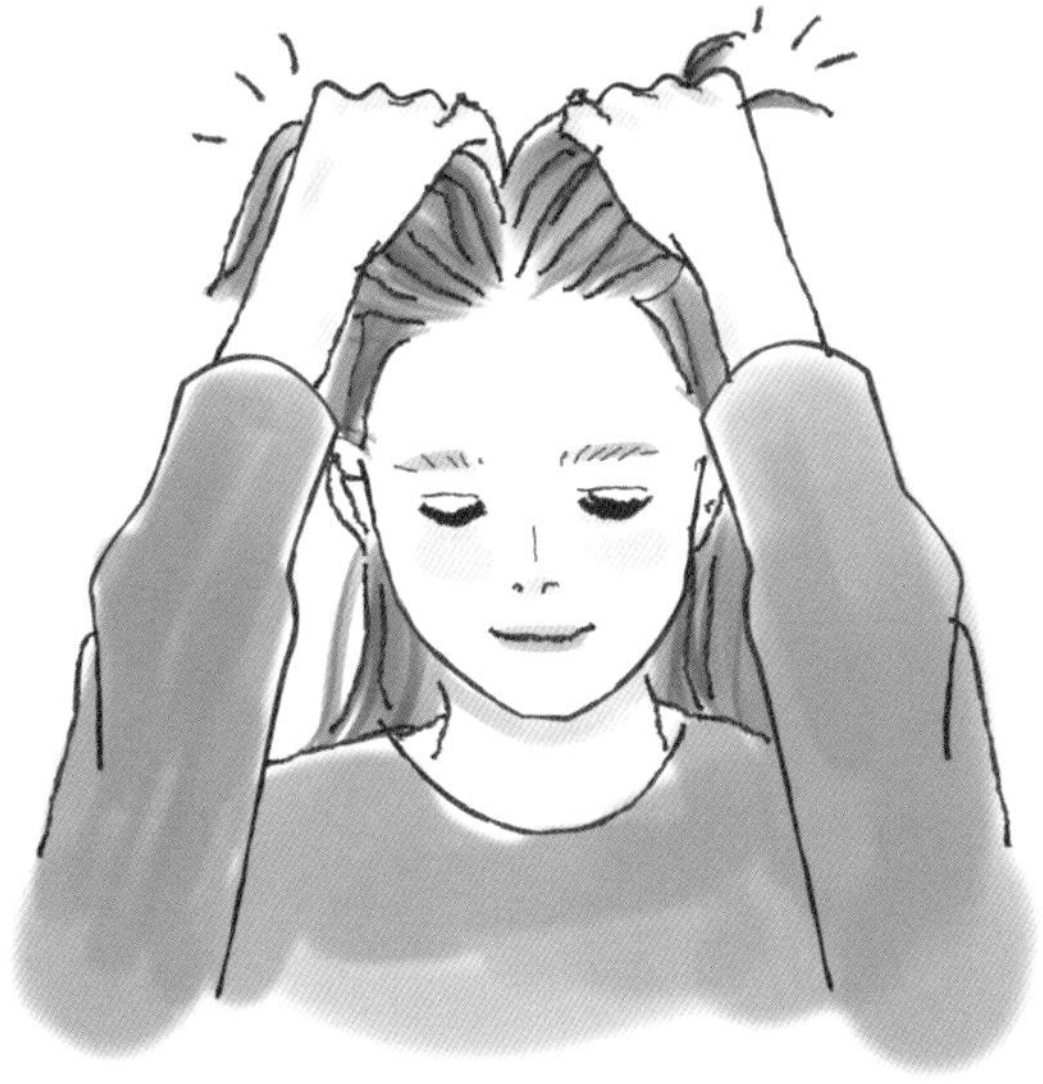

頭深部リンパマッサージは慣れてくれば5分ほどでできます。まずは寝る前に行い、慣れてきたら、朝のスタイリング時に行うと習慣化しやすいでしょう。

×

こんな人は頭深部リンパマッサージはできません

- 妊娠中
- 熱がある
- 風邪をひいている
- 胃腸の調子が悪い
- 悪性腫瘍がある

ポイント
4
体調が悪ければ 中止します

「頭深部リンパマッサージ」は基本的に健康な人が行うものです。体調が悪かったり、行っている途中で気分が悪くなったら中止してください。不安な人は医師へ相談してから行いましょう。

頭深部リンパマッサージ 基本の流れ

8つの動きで効率的に頭の奥の老廃物を流します

POINT 始める前に水を1杯飲みましょう

START

まずは深部リンパ節を開放

1 鎖骨の深部リンパ節開放

全身のリンパの通り道である鎖骨の深部リンパ節を開放します。心臓に近いこの部分を刺激することで、効率的に老廃物を流せます。

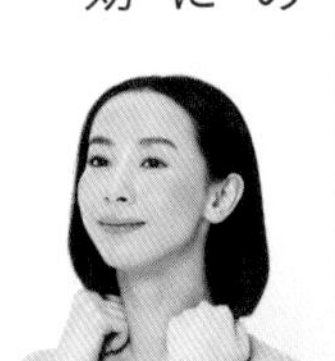

2 脇の下の深部リンパ節開放

頭の奥に老廃物がたまるのは首・肩のリンパの滞りにも原因がありま す。上半身のリンパが集まる、脇の深部リンパ節を開放します。

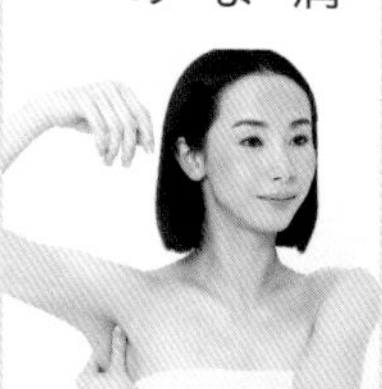

3 耳の深部リンパ節開放

頭に一番近い深部リンパ節は耳まわりにあります。耳を引っ張ることで、頭全体の深部リンパ液の流れを促し、老廃物を流しやすくします。

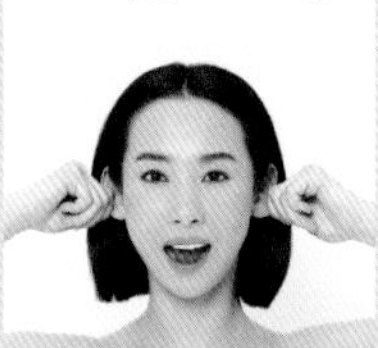

たまった老廃物を一気に排出

頭の奥を刺激して老廃物を流す

GOAL

4 首と後頭部をほぐす

こりかたまりがちな首と頭の後ろの筋肉に圧をかけ深部リンパの通り道をつくります。

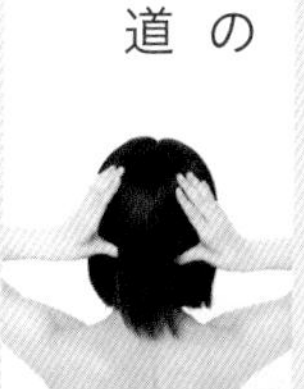

5 前《ぜん》頭《とう》筋《きん》と側頭部をほぐす

頭の前と側面の筋肉はふだんあまり動かすことがありません。刺激することで滞ったリンパを流します。

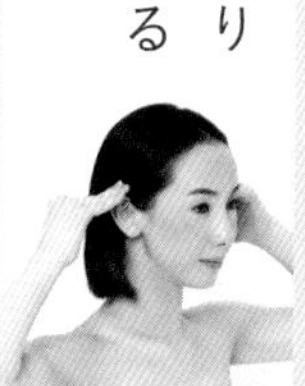

6 頭全体をほぐす

さまざまな角度から頭頂部に向けて圧をかけることで、頭頂部の帽状腱《ぼうじょうけん》膜《まく》をゆるめます。

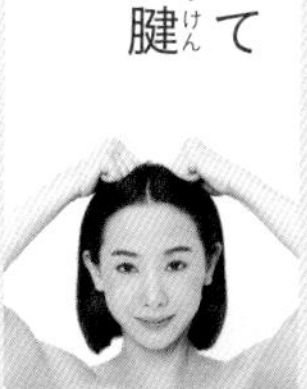

7 髪の毛を引っ張り上げる

髪を引っ張る動作によって頭のすみずみに張り巡らされている毛細血管にまで血液の流れを促します。

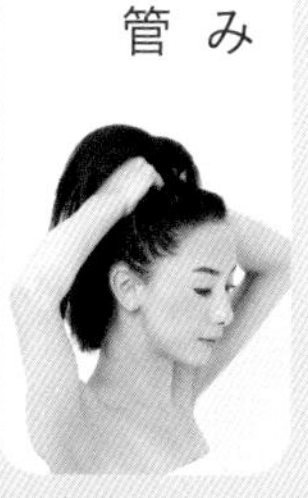

8 鎖骨へ流す

鎖骨に向かって頭全体をさすり、頭の老廃物を出口である鎖骨へと導くように流したら完了。

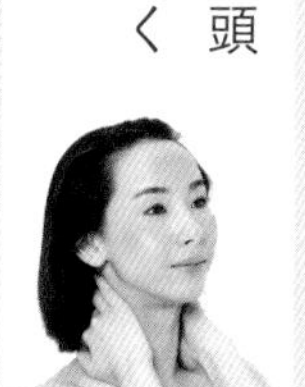

鎖骨の深部リンパ節開放

「老廃物を流すための出口を開く」

1 両手を軽く握り、あご下→首の中央→首のつけ根の順に押す。

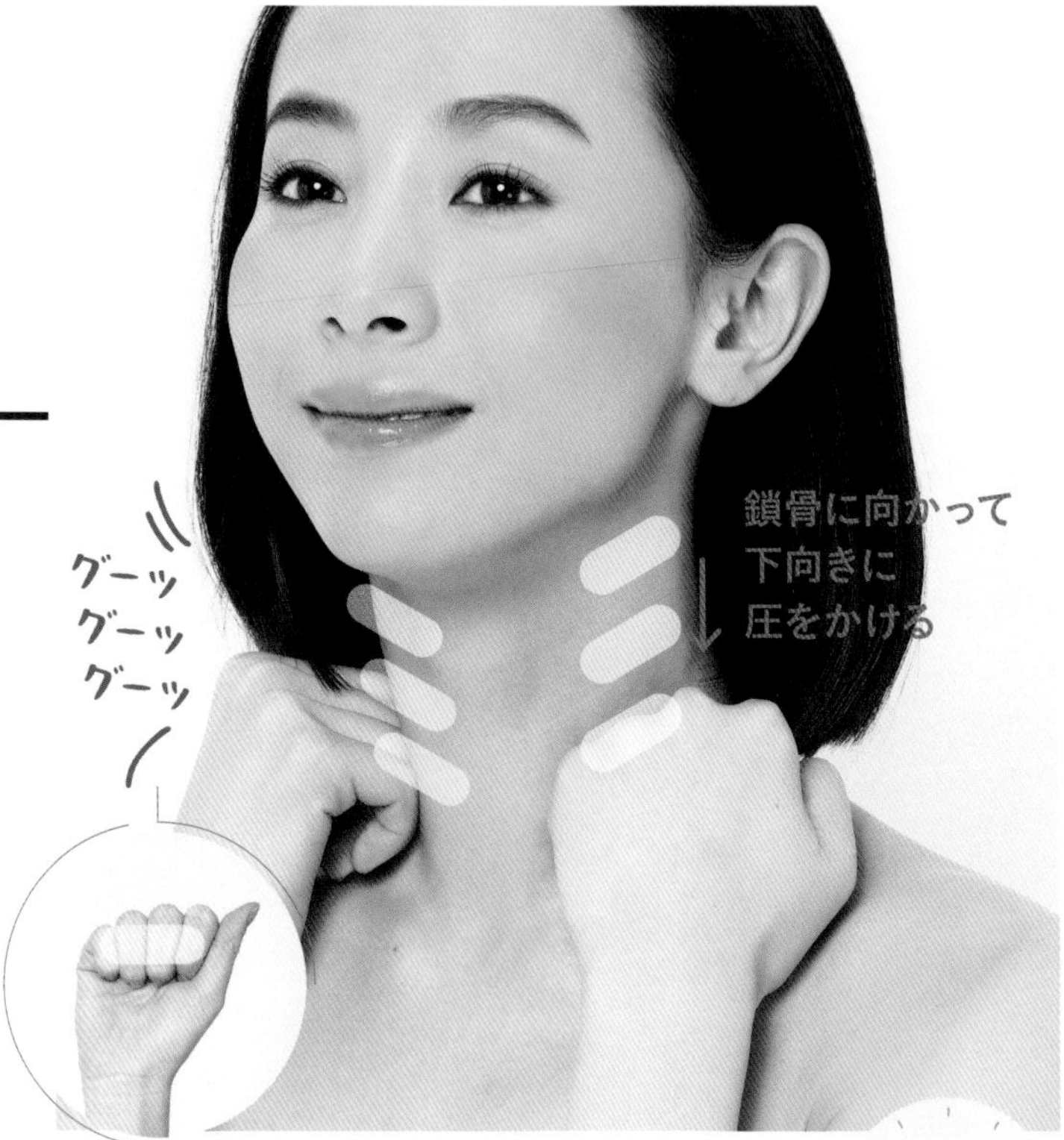
グーッ
グーッ
グーッ
鎖骨に向かって
下向きに
圧をかける

手の形

3か所
各3秒

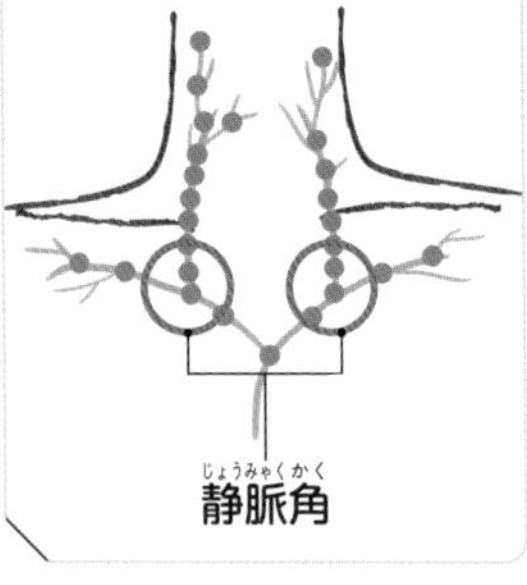
静脈角《じょうみゃくかく》

深部を開放

全身を巡っているリンパ液は鎖骨周辺のリンパ節（静脈角）に集合します。ここはリンパ管から静脈へとつながる場所で、老廃物の出口のようなところ。最初に圧迫すると全身のリンパ液の流れがよくなります。

2 指3本を鎖骨のキワに置き、入れ込む。

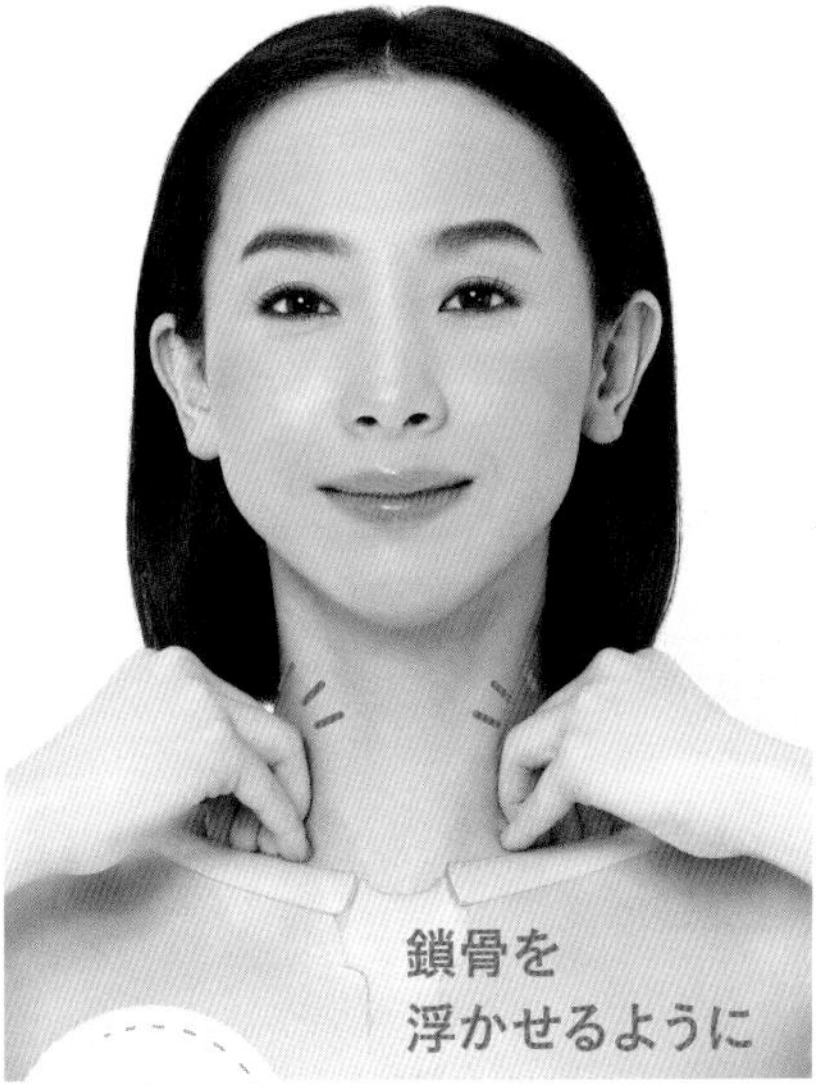
鎖骨を
浮かせるように

5回

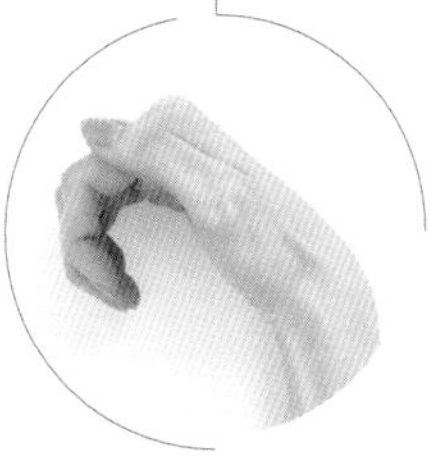

手の形

3 耳の下から鎖骨へ指4本でさする。

耳のつけ根から
スタート

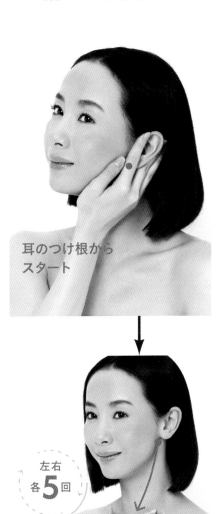

左右各5回

鎖骨に向かって
老廃物を流す

頭深部リンパマッサージ②

脇の下の深部リンパ節開放

「脇の大きなリンパ節を開放し、頭〜肩にかけて老廃物排出を促す」

1 脇の内側をつかみ、腕を内回しし、次に外回しする。

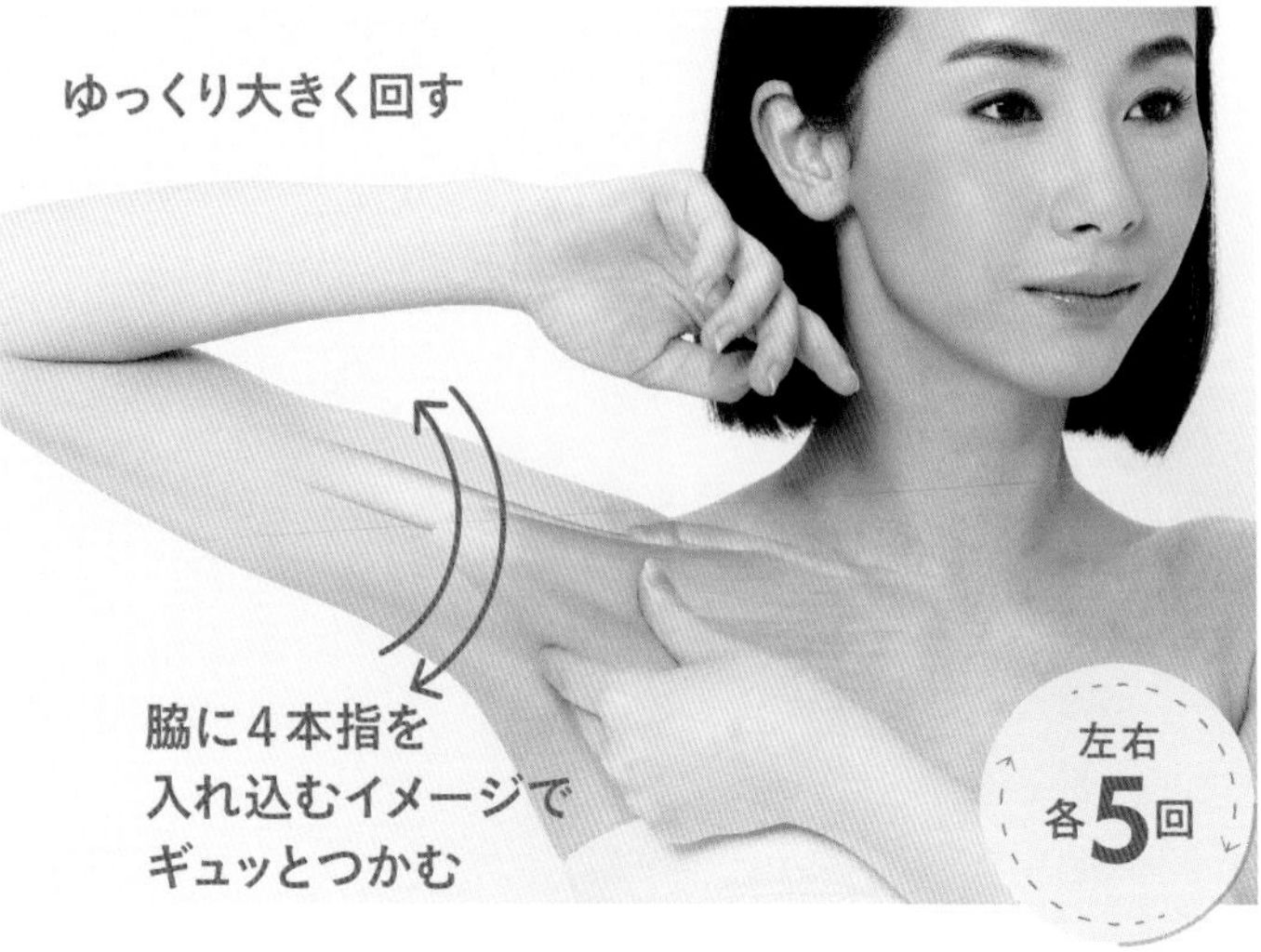
ゆっくり大きく回す
脇に４本指を
入れ込むイメージで
ギュッとつかむ
左右
各5回

2 脇の外側をつかみ、腕を内回しし、次に外回しする。

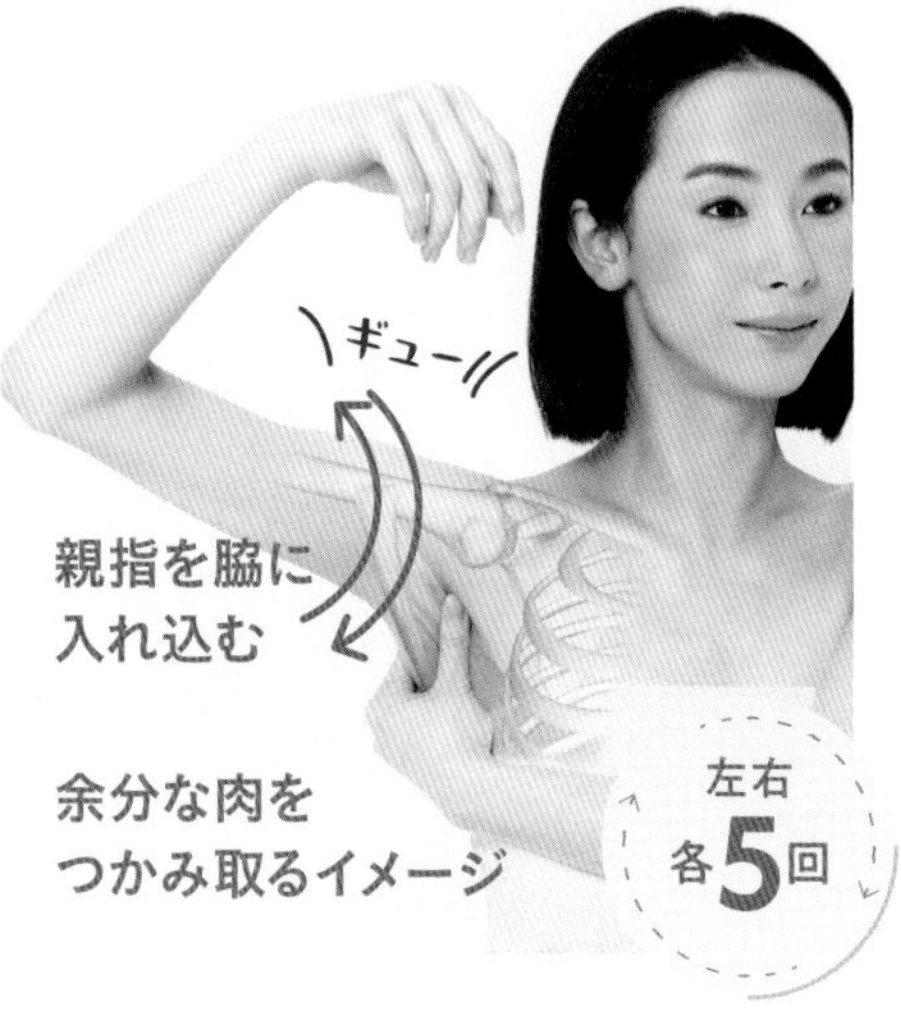
ギュー
親指を脇に
入れ込む
余分な肉を
つかみ取るイメージ
左右
各5回

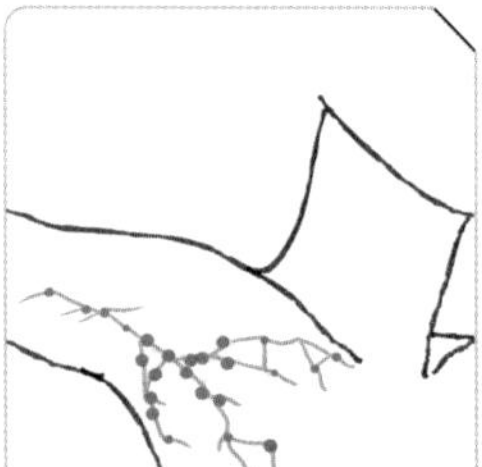

腋窩《えきか》リンパ節

深部を開放

腋窩リンパ節は、上半身のリンパ液が多く集まる場所。脇まわりにある筋肉に圧をかけて深部リンパ節を開放し、老廃物の排出量を増やします。

3 肩をつかんで腕を内回し、次に外回しする。

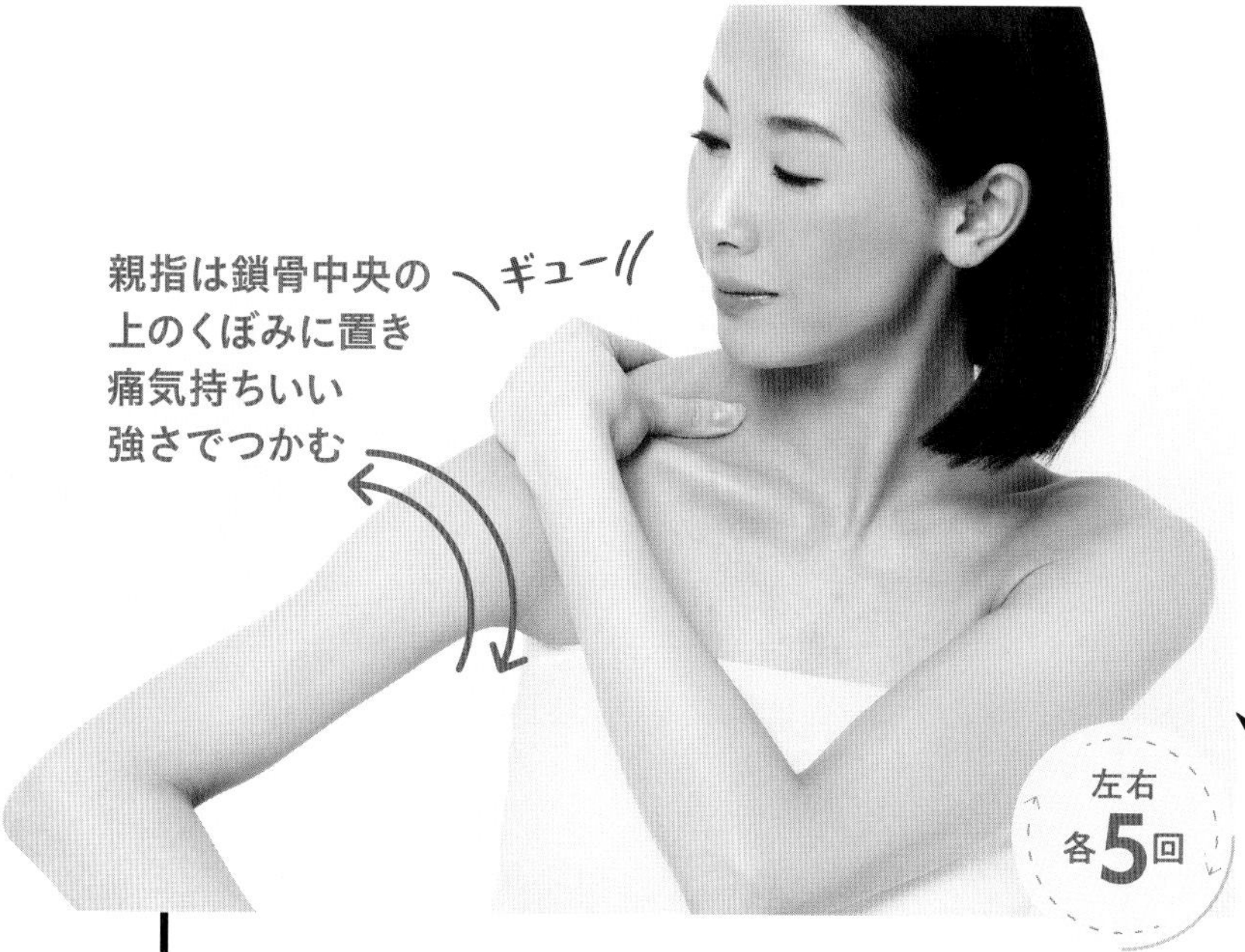
親指は鎖骨中央の
上のくぼみに置き
痛気持ちいい
強さでつかむ
ギュー
左右
各5回

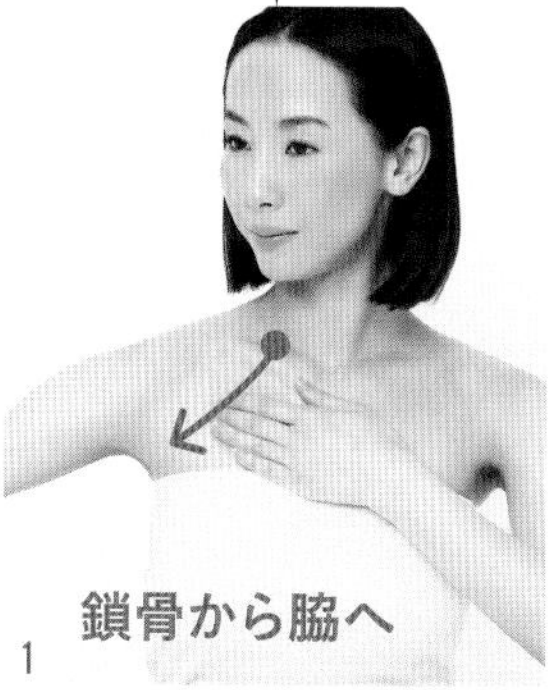
鎖骨から脇へ
1

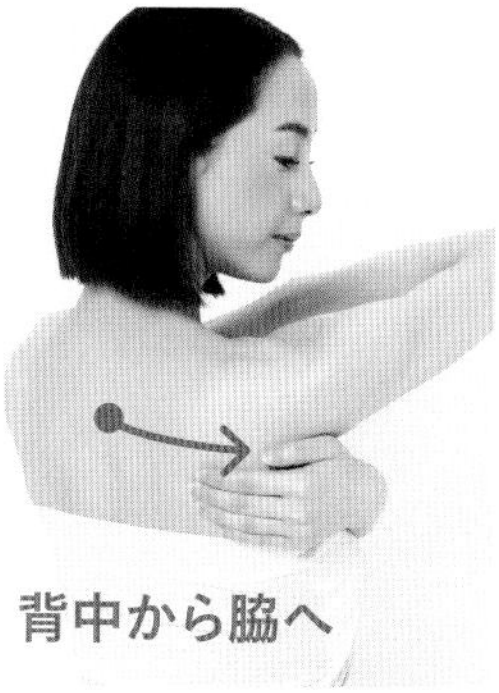
背中から脇へ
2

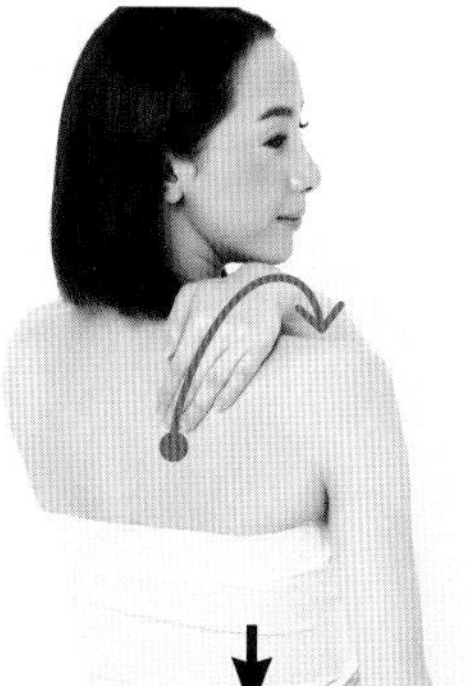
3

4 4本指でさする。

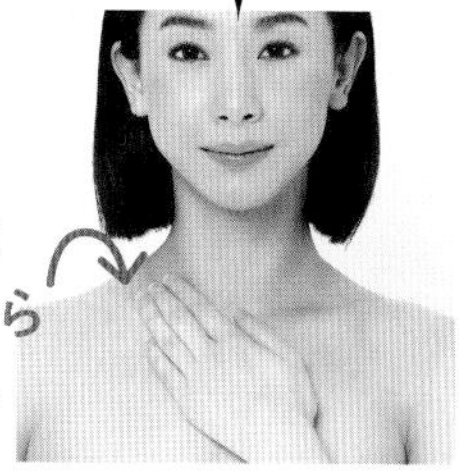
最後は
背中から
鎖骨へ

耳の深部リンパ節開放

「頭全体の老廃物を鎖骨へ流しやすくする」

1 「アー」と言いながら耳を斜め上、横、斜め下の順に引っ張る。

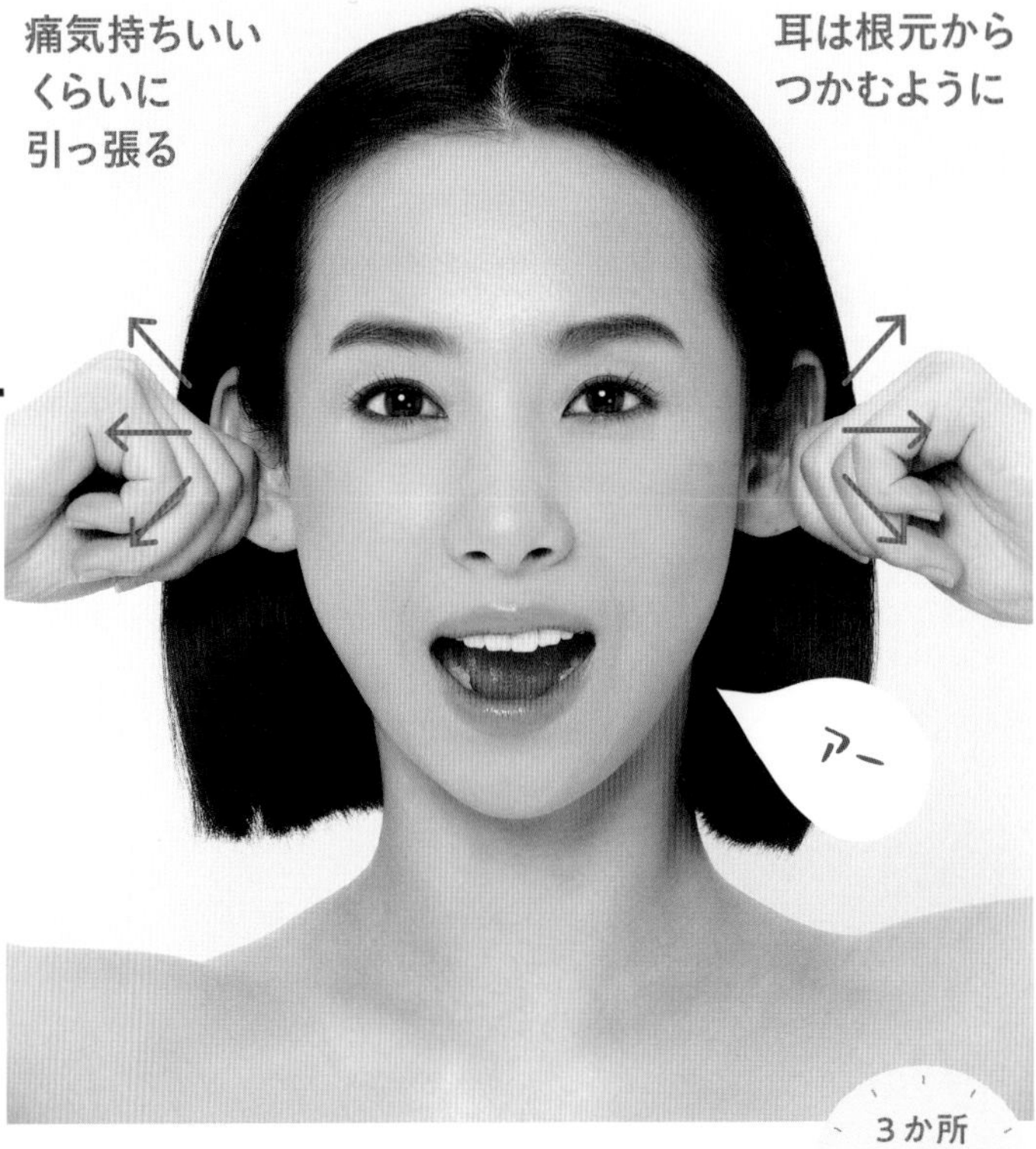
痛気持ちいい
くらいに
引っ張る
耳は根元から
つかむように
アー

3か所
各5秒

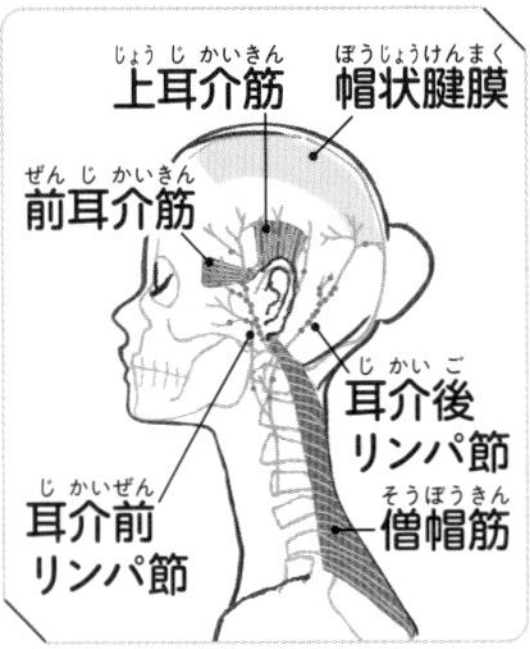
上耳介筋《じょうじかいきん》
帽状腱膜《ぼうじょうけんまく》
前耳介筋《ぜんじかいきん》
耳介後《じかいご》
リンパ節
耳介前《じかいぜん》
リンパ節
僧帽筋《そうぼうきん》

深部を開放

ふだん動かすことの少ない耳の近くにある上耳介筋と前耳介筋は、頭と顔の老廃物が集まるところ。背中の僧帽筋も一緒に刺激することで、帽状腱膜のこわばりをゆるめます。

2 首の後ろに指4本を引っ掛け頭を横に倒す。

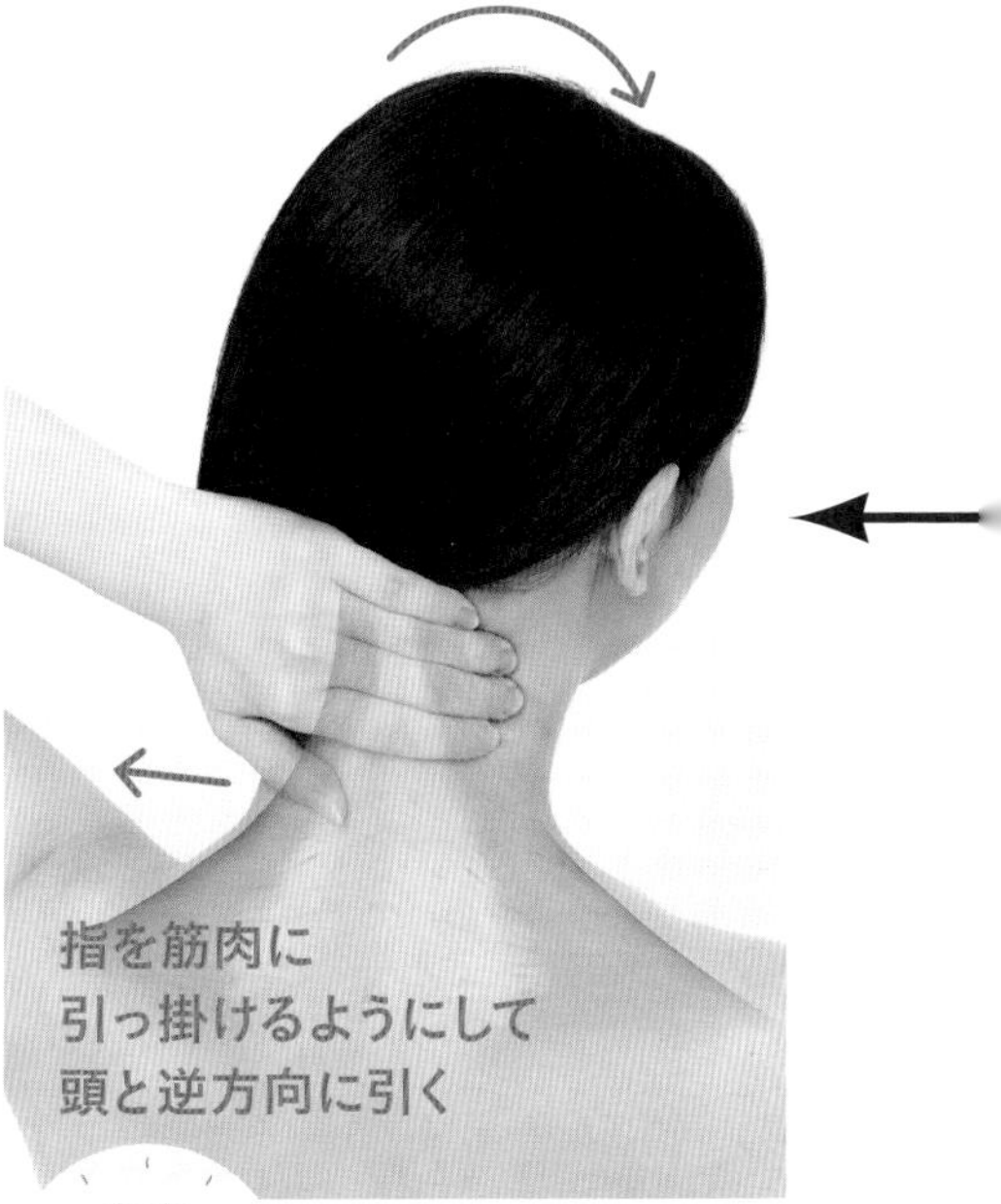
指を筋肉に
引っ掛けるようにして
頭と逆方向に引く

左右
各5秒

3 耳の下から鎖骨へ4本指でさする。

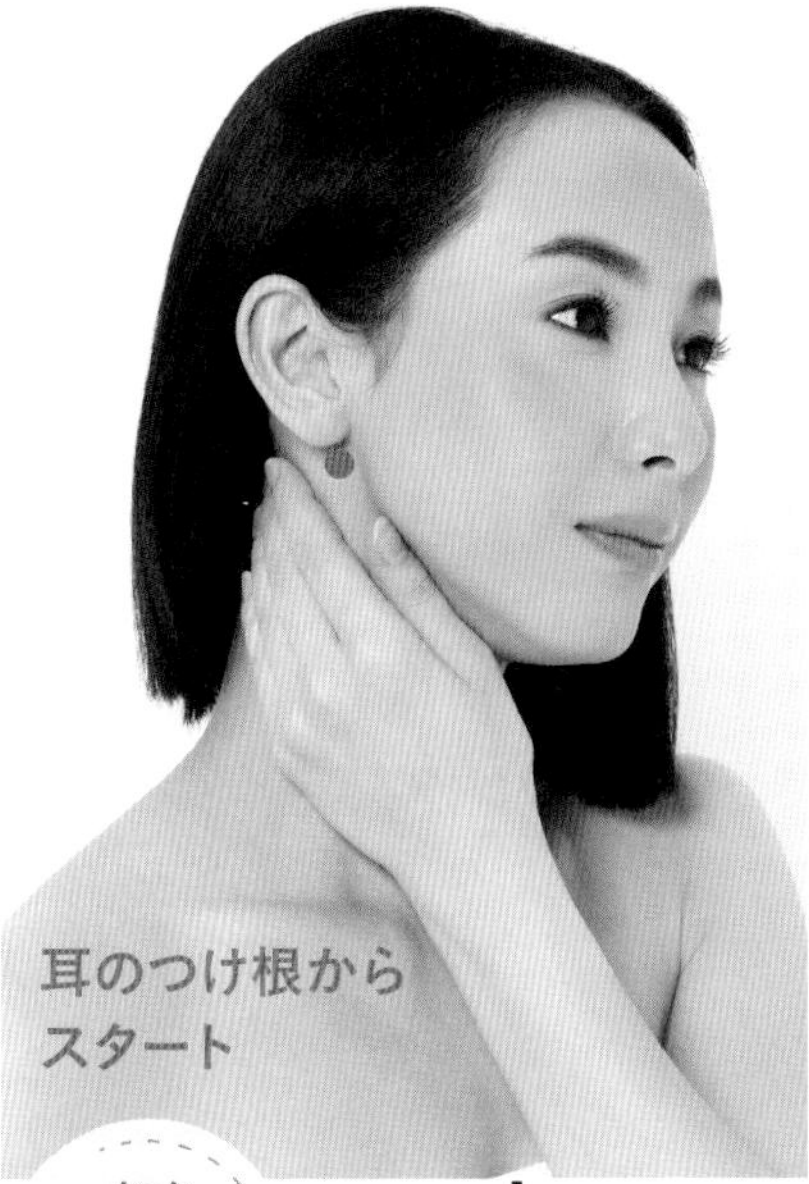
耳のつけ根から
スタート

左右
各5回

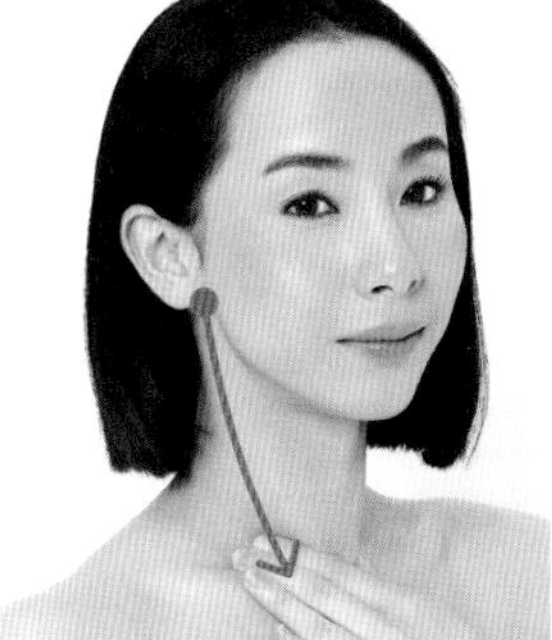

鎖骨に向かって
老廃物を流す

首と後頭部をほぐす

「頭の老廃物が流れる通り道をつくる」

1 頭を傾けて胸《きょう》鎖《さ》乳《にゅう》突《とつ》筋《きん》を上から下に向かってつかむ。3か所同様に行う。

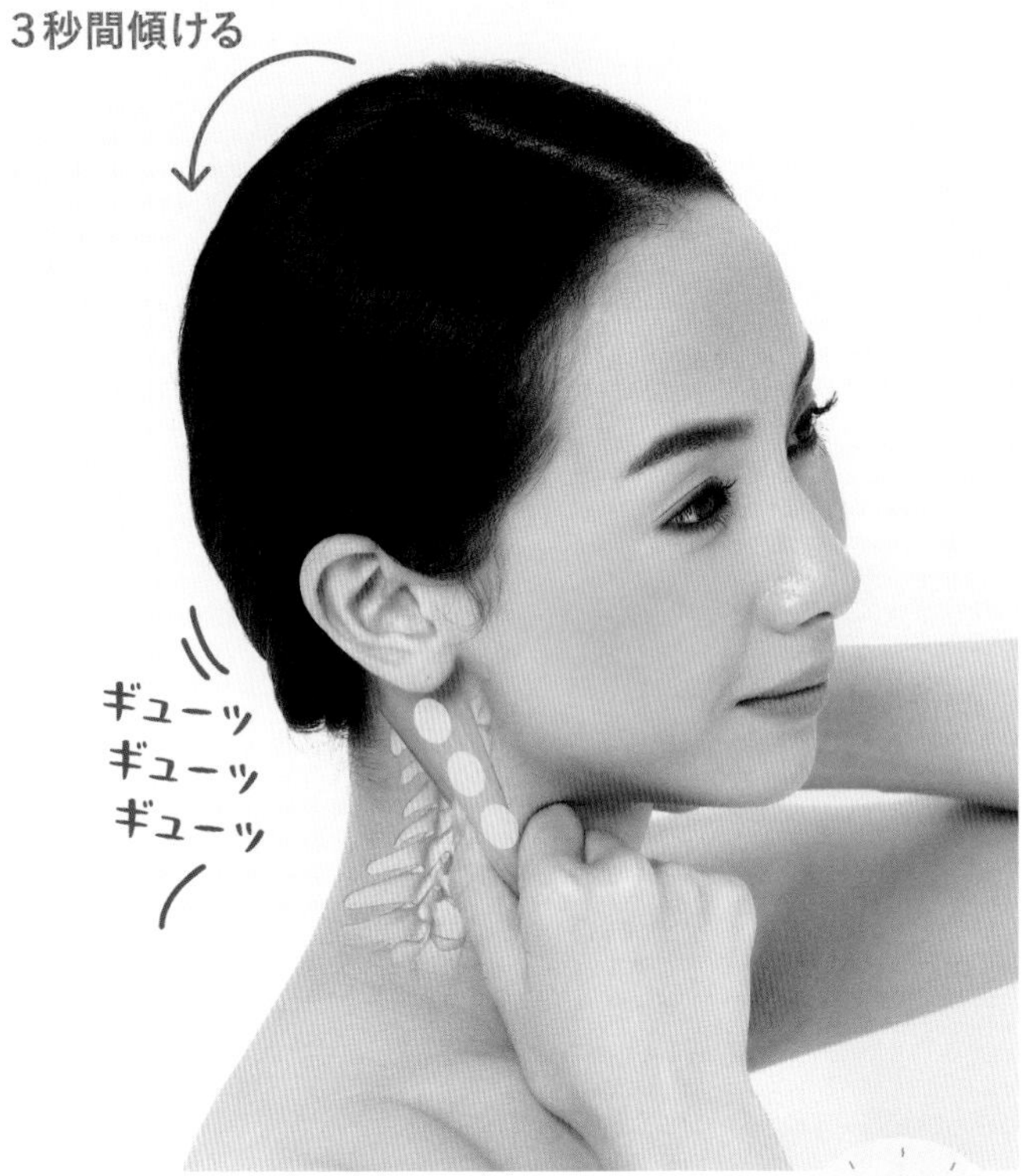
3秒間傾ける
ギューッ
ギューッ
ギューッ

左右 各3秒

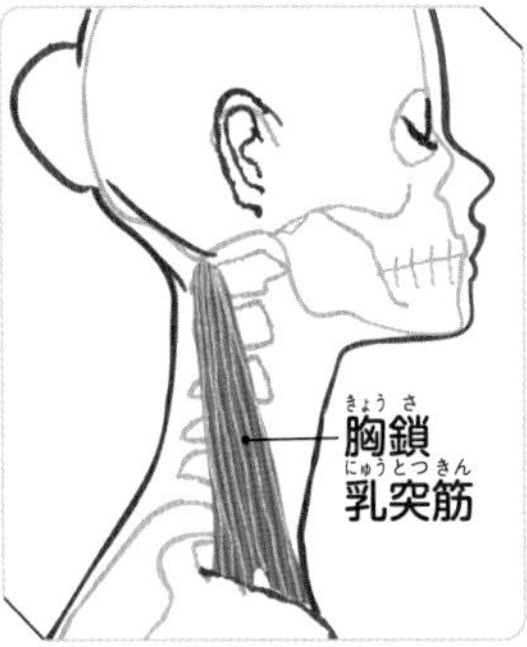
胸《きょう》鎖《さ》
乳《にゅう》突《とつ》筋《きん》

刺激する筋肉

首には太いリンパ管があります。胸鎖乳突筋がかたくなると、頭にたまった老廃物が鎖骨へ流れづらくなるため、圧をかけてほぐします。

2 頭の骨のキワに沿って親指で押しながら、頭を後ろへ倒す。

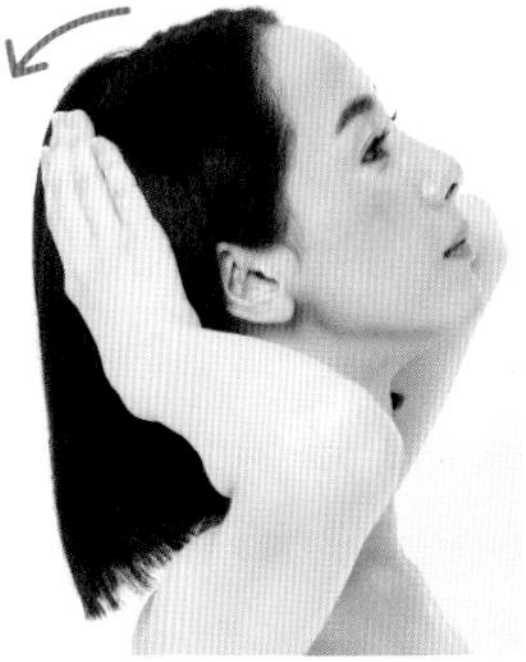

頭はゆっくり後ろへ

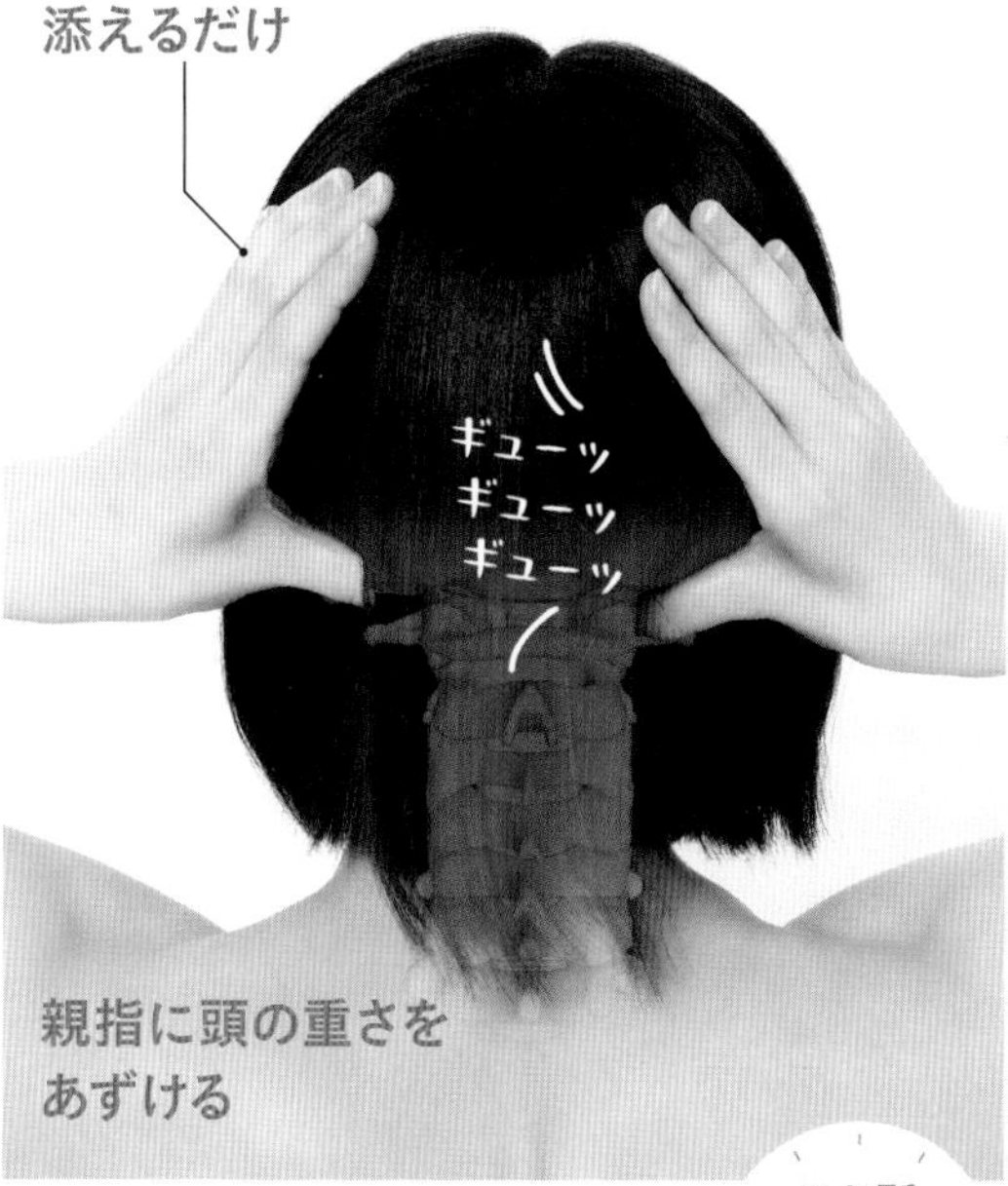
指4本は
添えるだけ
ギューッ
ギューッ
ギューッ
親指に頭の重さを
あずける

3か所
各3秒

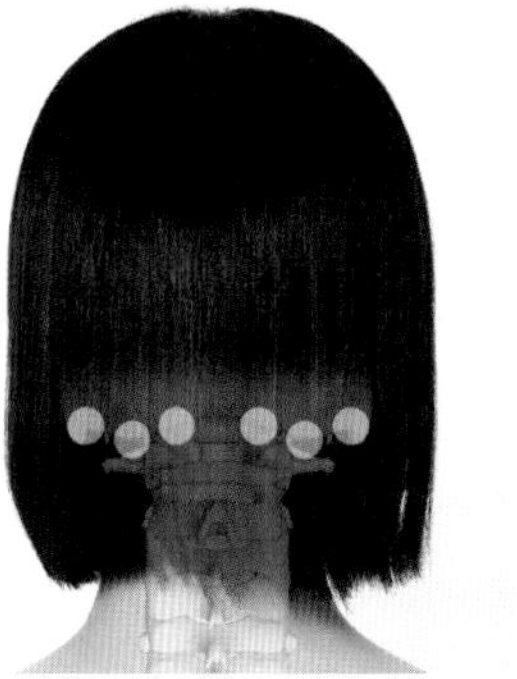

内側から3か所、親指の位置をずらしながら押す

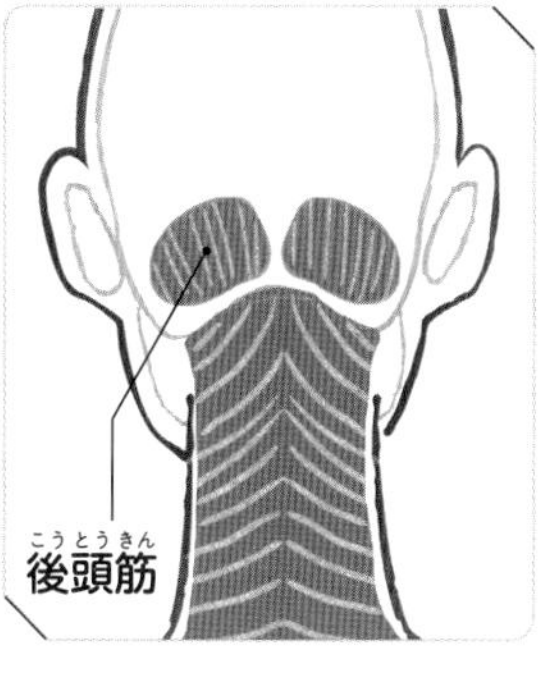
後頭筋《こうとうきん》

刺激する筋肉

頭の後ろにある後頭筋は、背中の筋肉に引っ張られてこりやすく、血流が悪くなりがち。圧をかけて頭と首の深部リンパ管を刺激します。

前《ぜん》頭《とう》筋《きん》と側頭部をほぐす

「深部リンパ管を刺激し、頭の奥の老廃物を流れやすくする」

1 指3本で眉上→額の真ん中→生え際の順に押す。

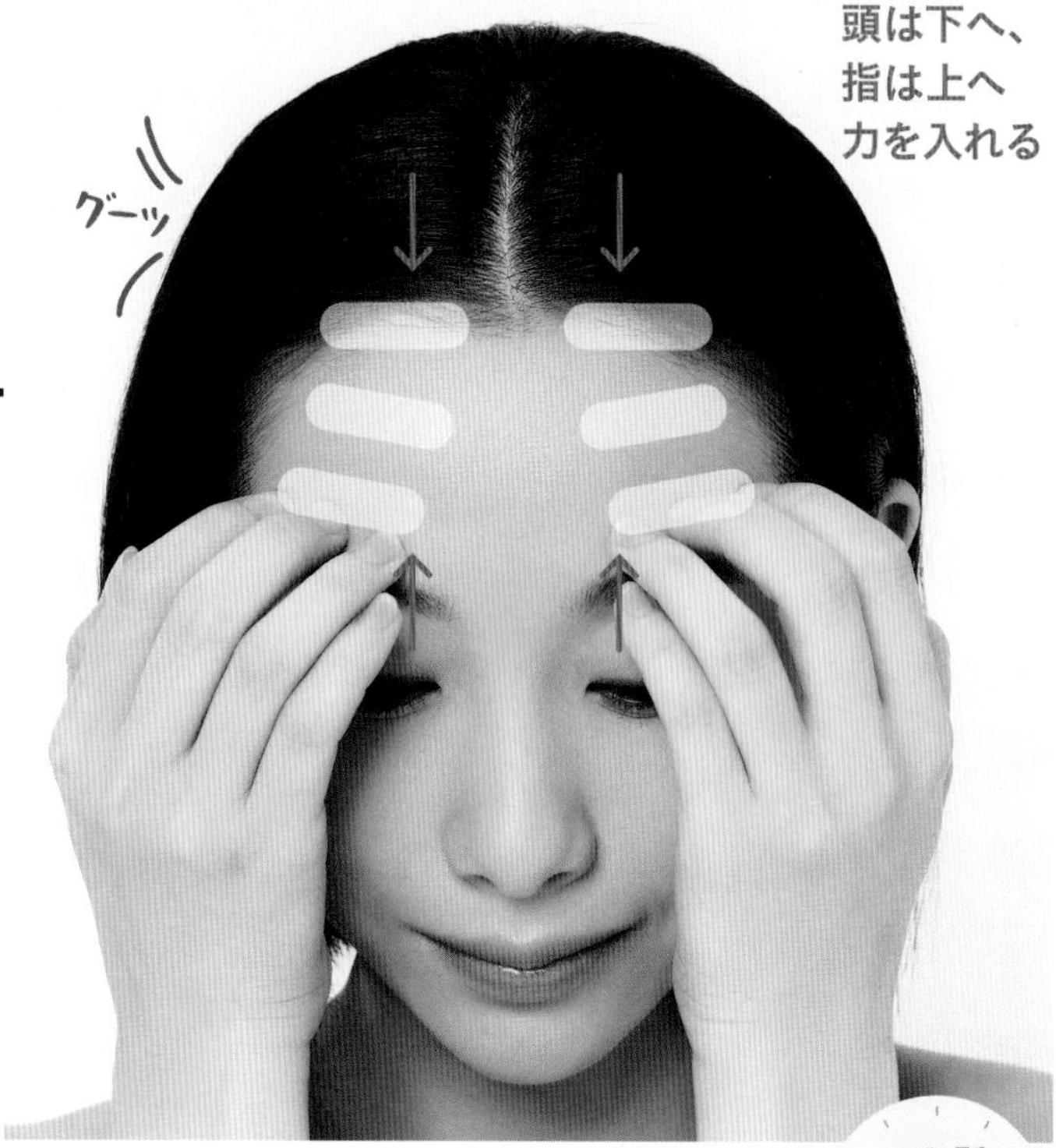

※額が広い場合は4か所に分けて行う

3か所 各5秒

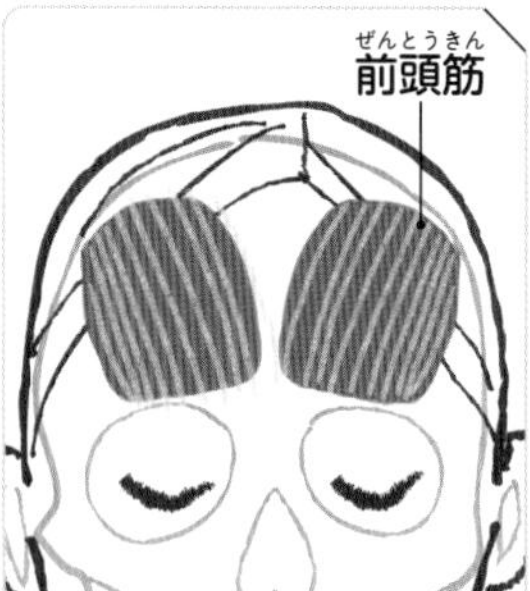

刺激する筋肉

眉毛を上げるときなどに使う前頭筋ですが、ふだんはあまり動かさないため、衰えやすい筋肉です。ここを刺激することで活性化し、リンパ液と血液の両方を流します。

2 「イー」と言いながら指3本で耳の前を押し、頭を倒す。

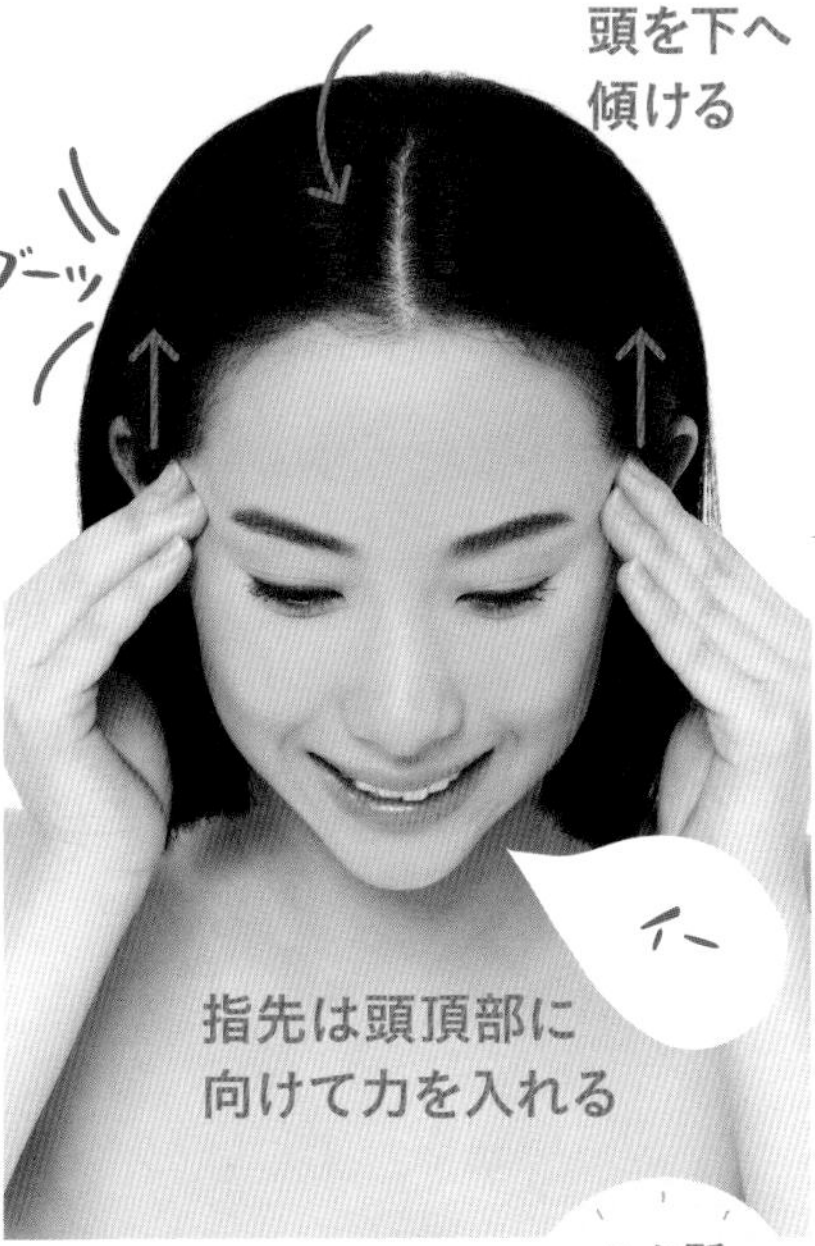
頭を下へ
傾ける
グーッ
イー
指先は頭頂部に
向けて力を入れる

3か所
3秒

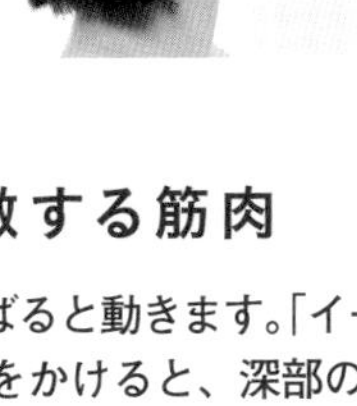

3 指3本で耳の上を押す。

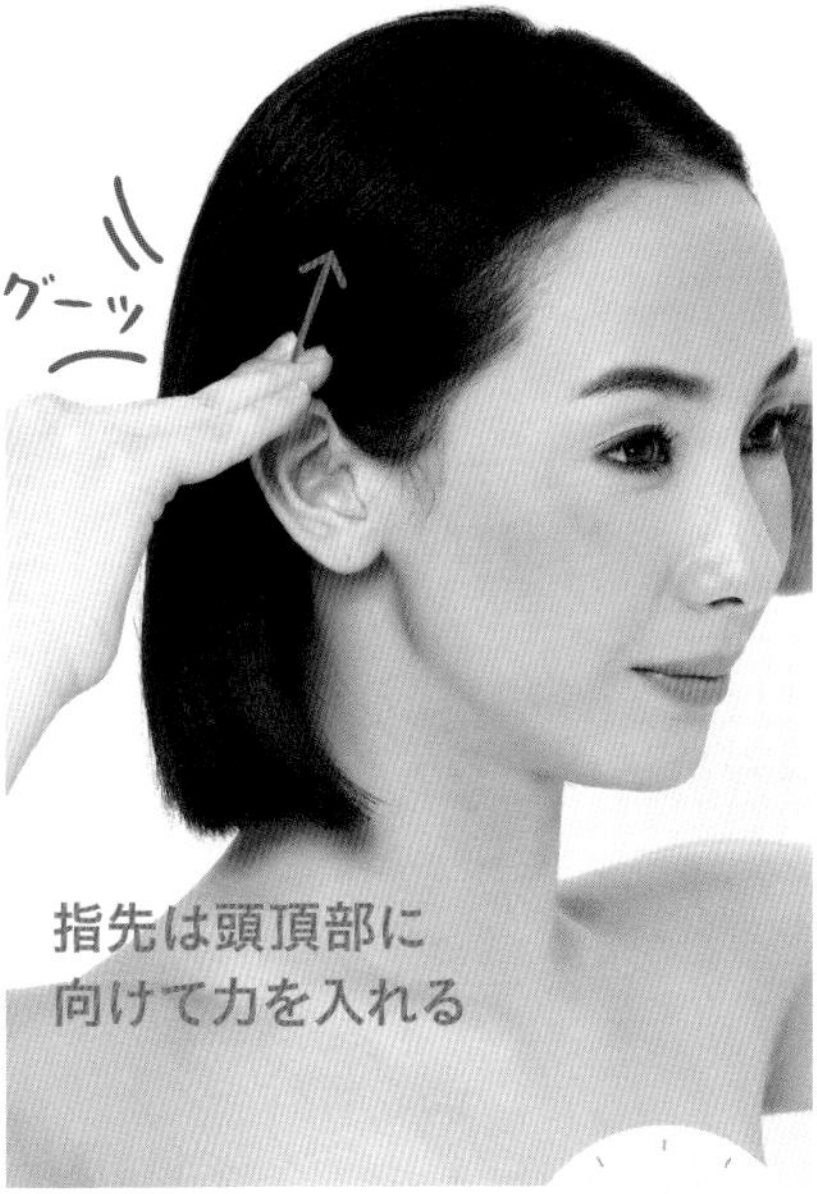
グーッ
指先は頭頂部に
向けて力を入れる

3秒

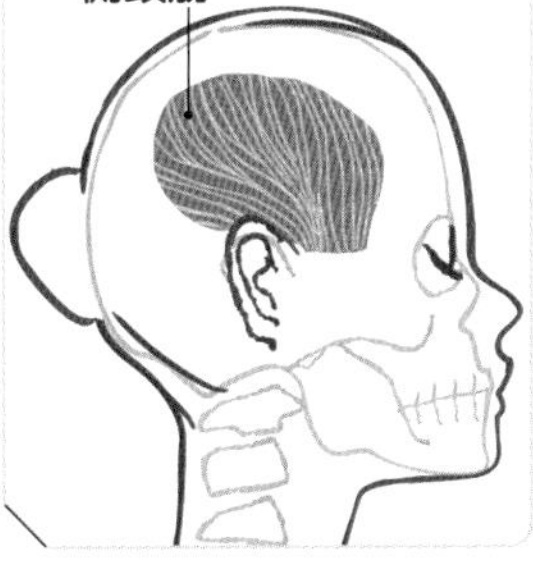
側頭筋《そくとうきん》

刺激する筋肉

側頭筋は食いしばると動きます。「イー」と言いながら圧をかけると、深部のリンパ管へ刺激が届きます。また、耳まわりの筋肉も刺激され老廃物がさらに流れます。

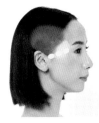

頭全体をほぐす

「老廃物のたまりやすい
頭頂部をゆるめて
血行を促す」

1 頭の後ろに指4本をあて、顔を上へ向けながら押す。

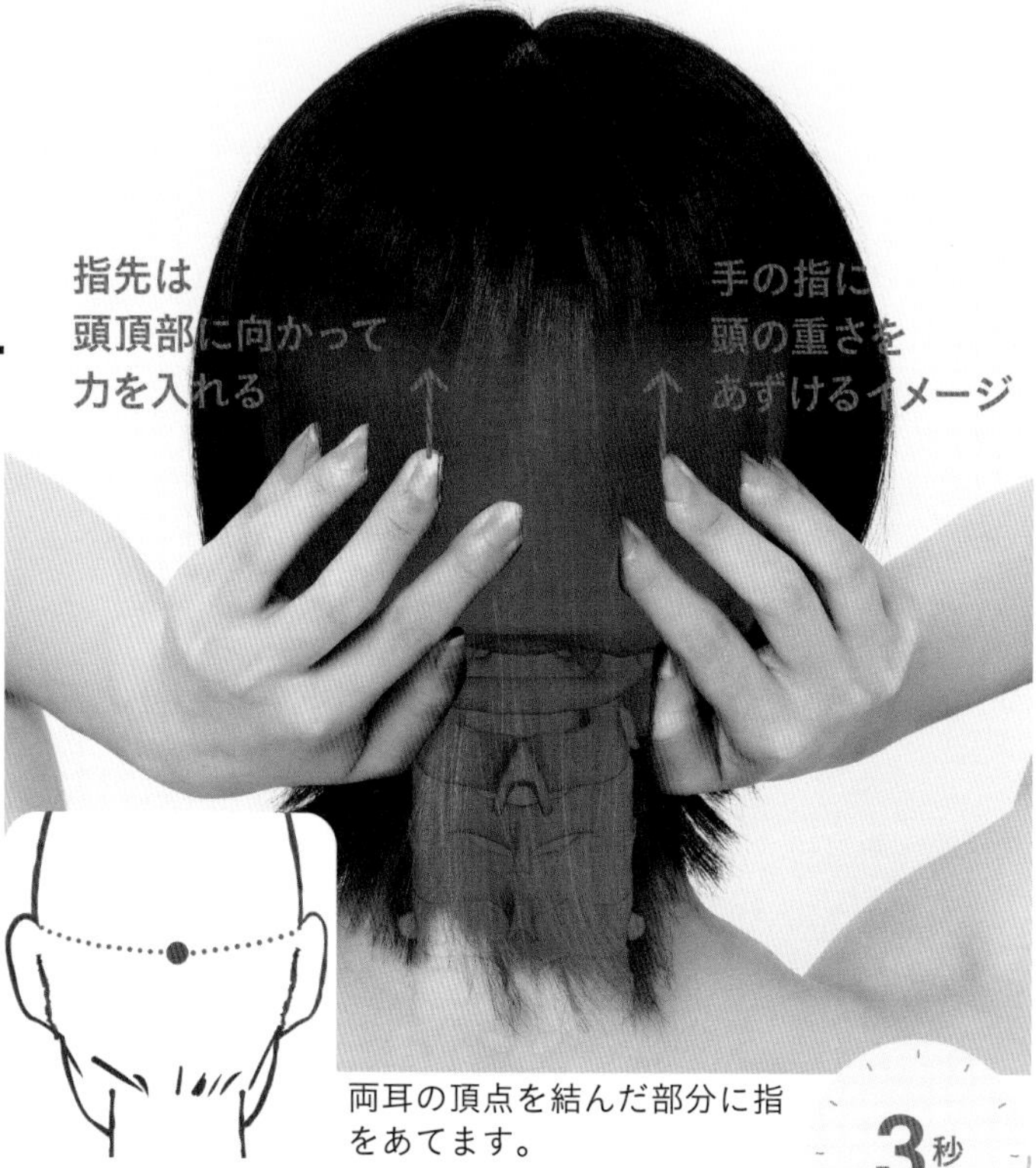
顔は上を向ける
指先は
頭頂部に向かって
力を入れる
手の指に
頭の重さを
あずけるイメージ

両耳の頂点を結んだ部分に指をあてます。

3秒

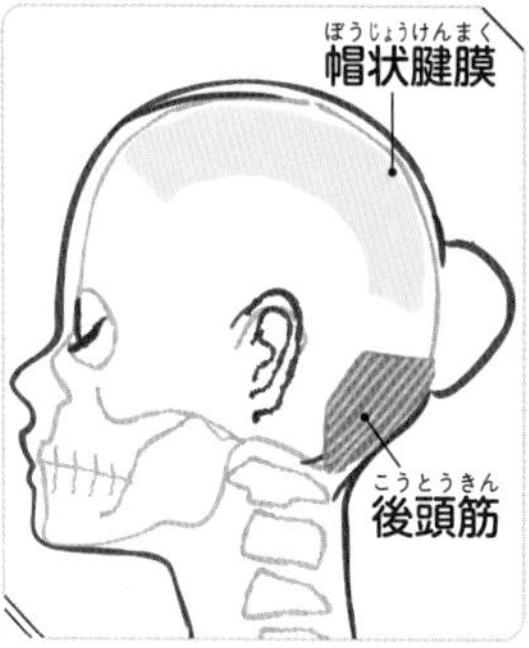
帽状腱膜《ぼうじょうけんまく》
後頭筋《こうとうきん》

刺激する筋肉

帽状腱膜は頭蓋骨を覆う膜。頭頂部は後頭筋などに引っ張られて血流が滞りやすいので、ここに圧をかけて後頭筋をゆるめます。

2 拳を作り、頭頂部の前後、左右を押す。

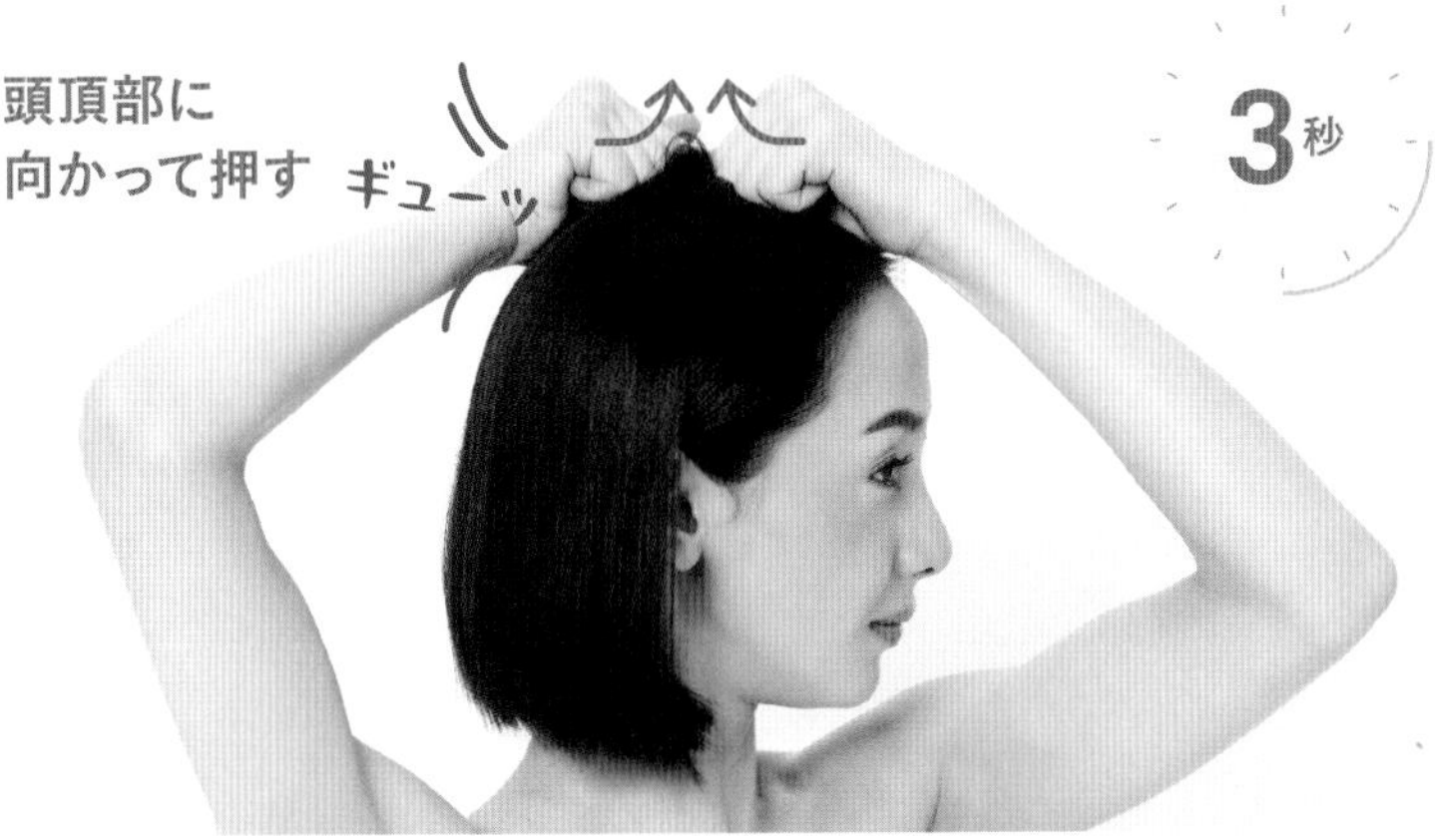
頭頂部に
向かって押す
ギューッ
3秒

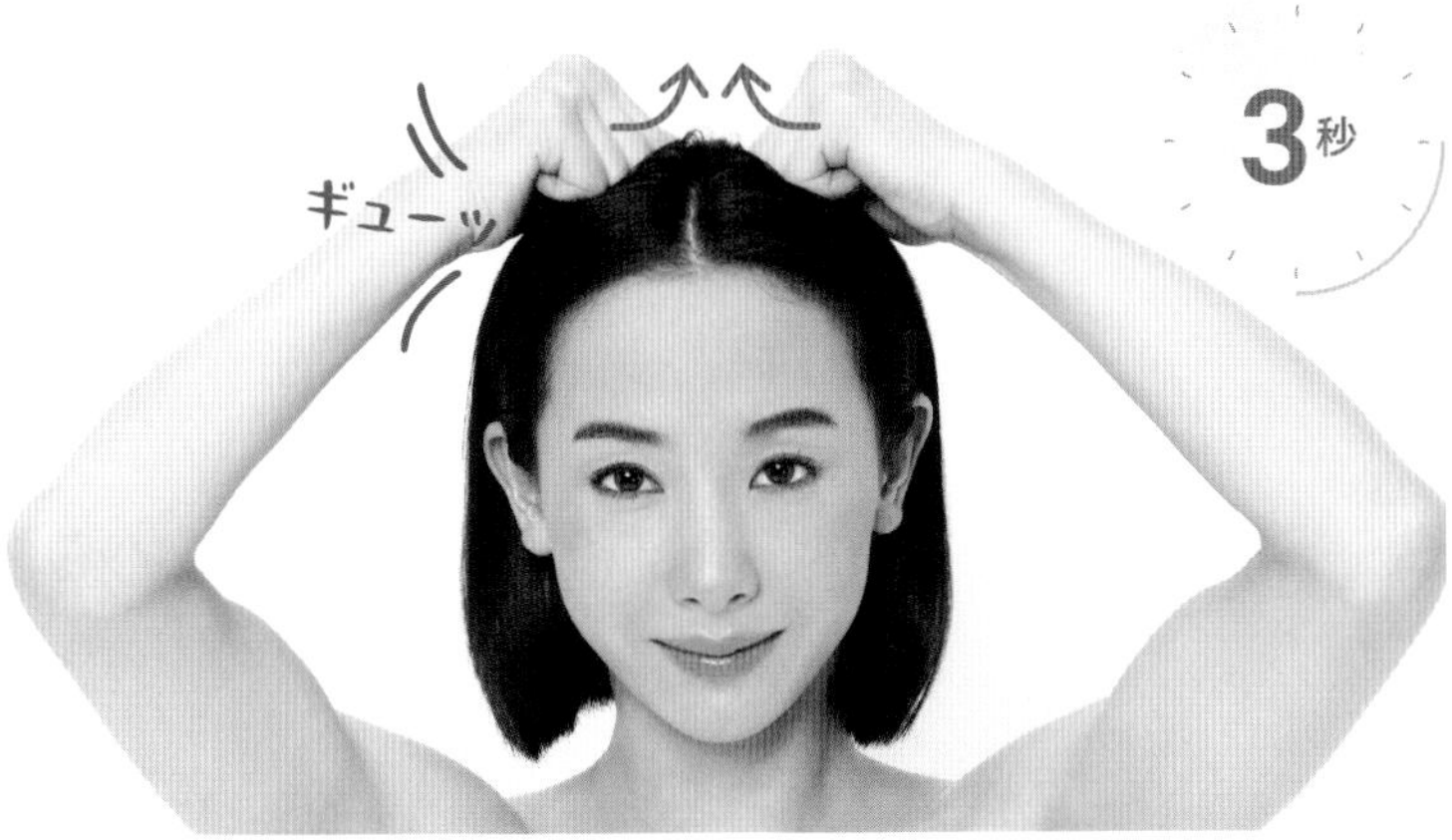
ギューッ
3秒

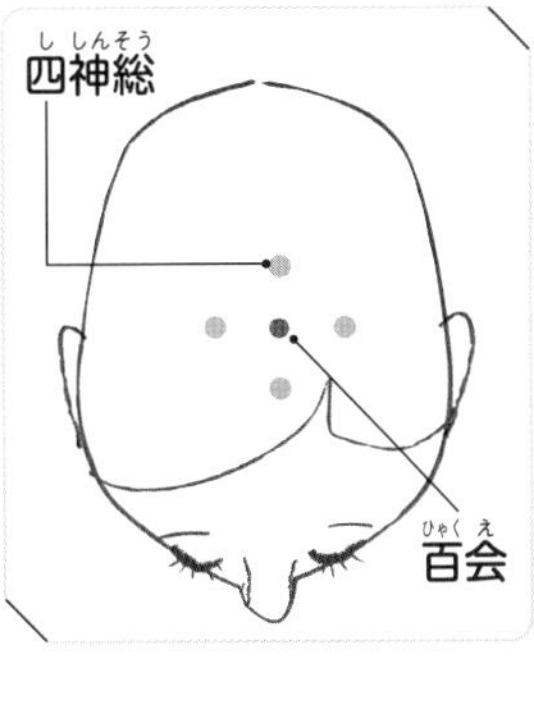
四神総《ししんそう》
百会《ひゃくえ》

ツボの位置　四《し》神《しん》総《そう》

頭頂部にあるツボ「百会」から、親指１本幅で前後左右にあるツボ。このツボを押すことで帽状腱膜を直接刺激します。自律神経を整え、頭の緊張をゆるめる効果も。

頭深部リンパマッサージ 7

髪の毛を引っ張り上げる

「頭のすみずみまで血液を流す」

1 両手の指を生え際から差し込み、おでこ→耳まわり→後頭部の順番に髪を引っ張り上げる。

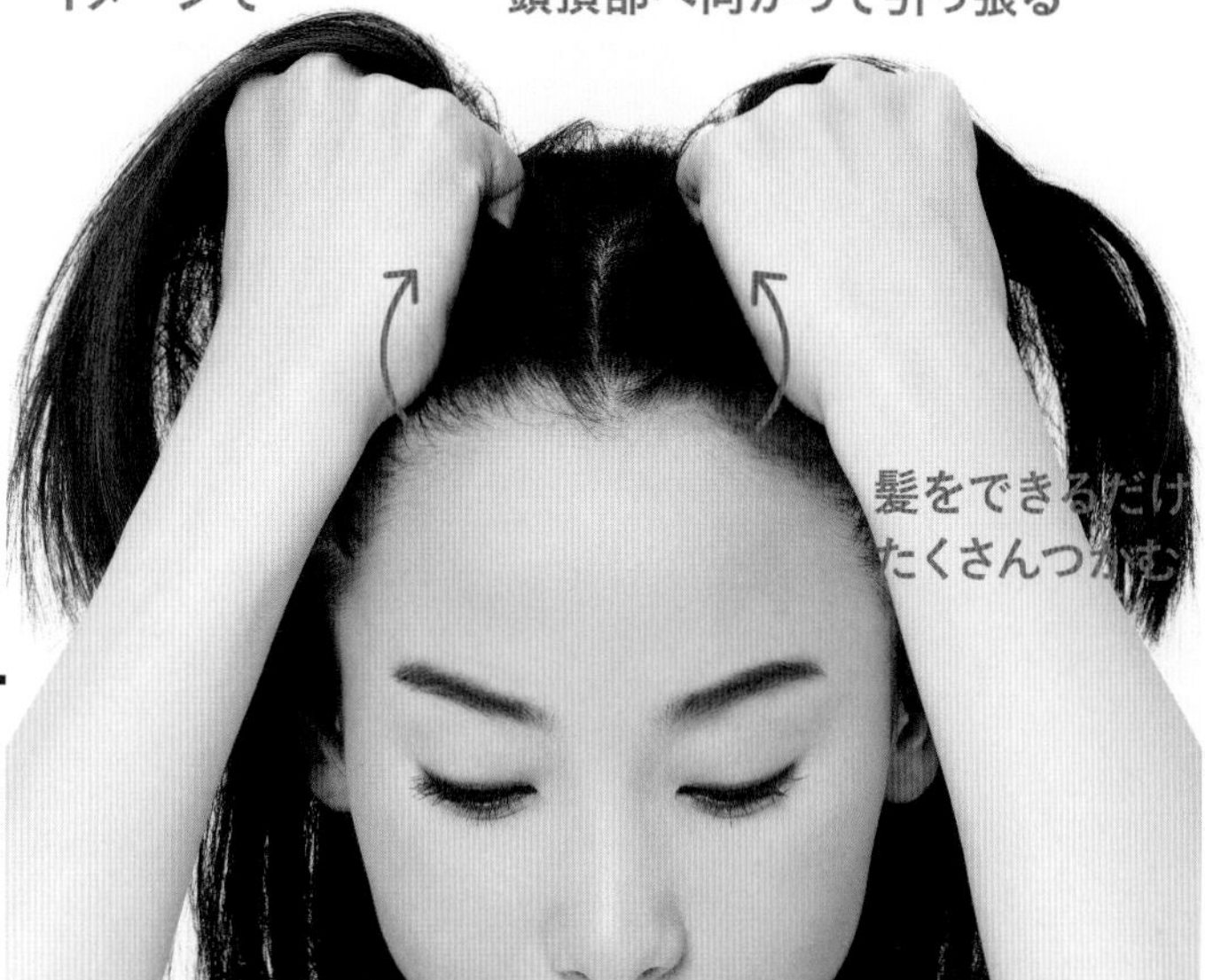
もみ込む
イメージで
額の生え際から
頭頂部へ向かって引っ張る
髪をできるだけ
たくさんつかむ

3秒

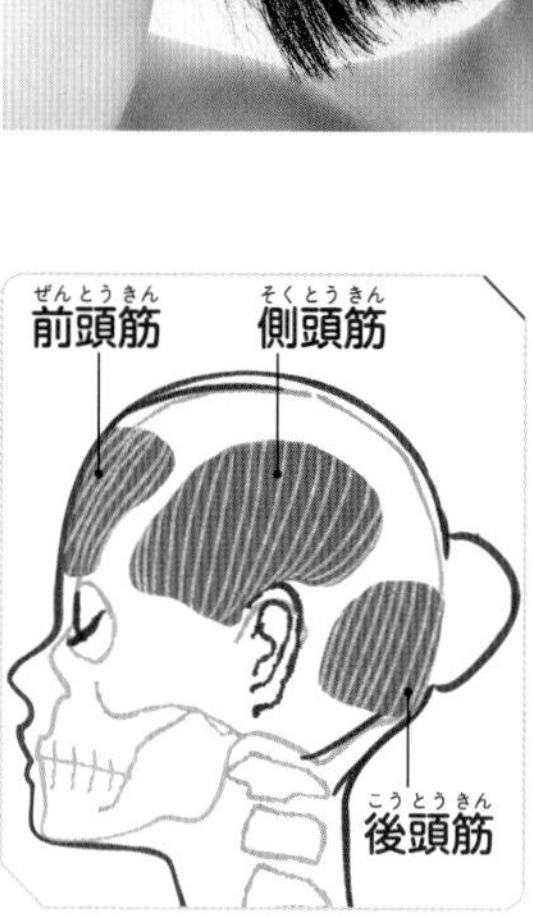
前頭筋《ぜんとうきん》
側頭筋《そくとうきん》
後頭筋《こうとうきん》

刺激する筋肉

髪を引っ張って、額にある前頭筋、耳上の側頭筋、首の根元の後頭筋を刺激。頭全体の深部リンパを流し、同時に毛細血管の血流を促します。

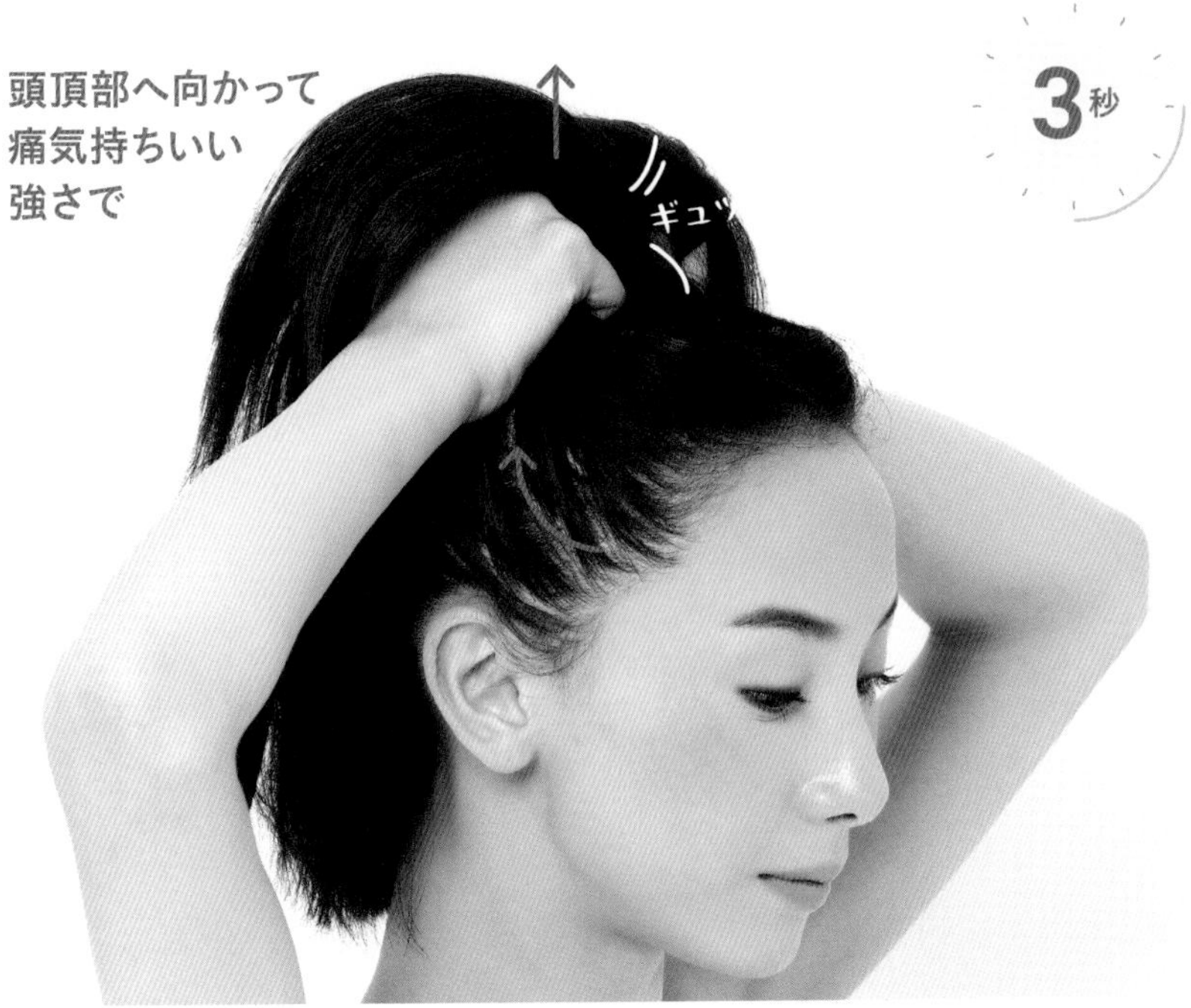
頭頂部へ向かって
痛気持ちいい
強さで
ギュッ
3秒

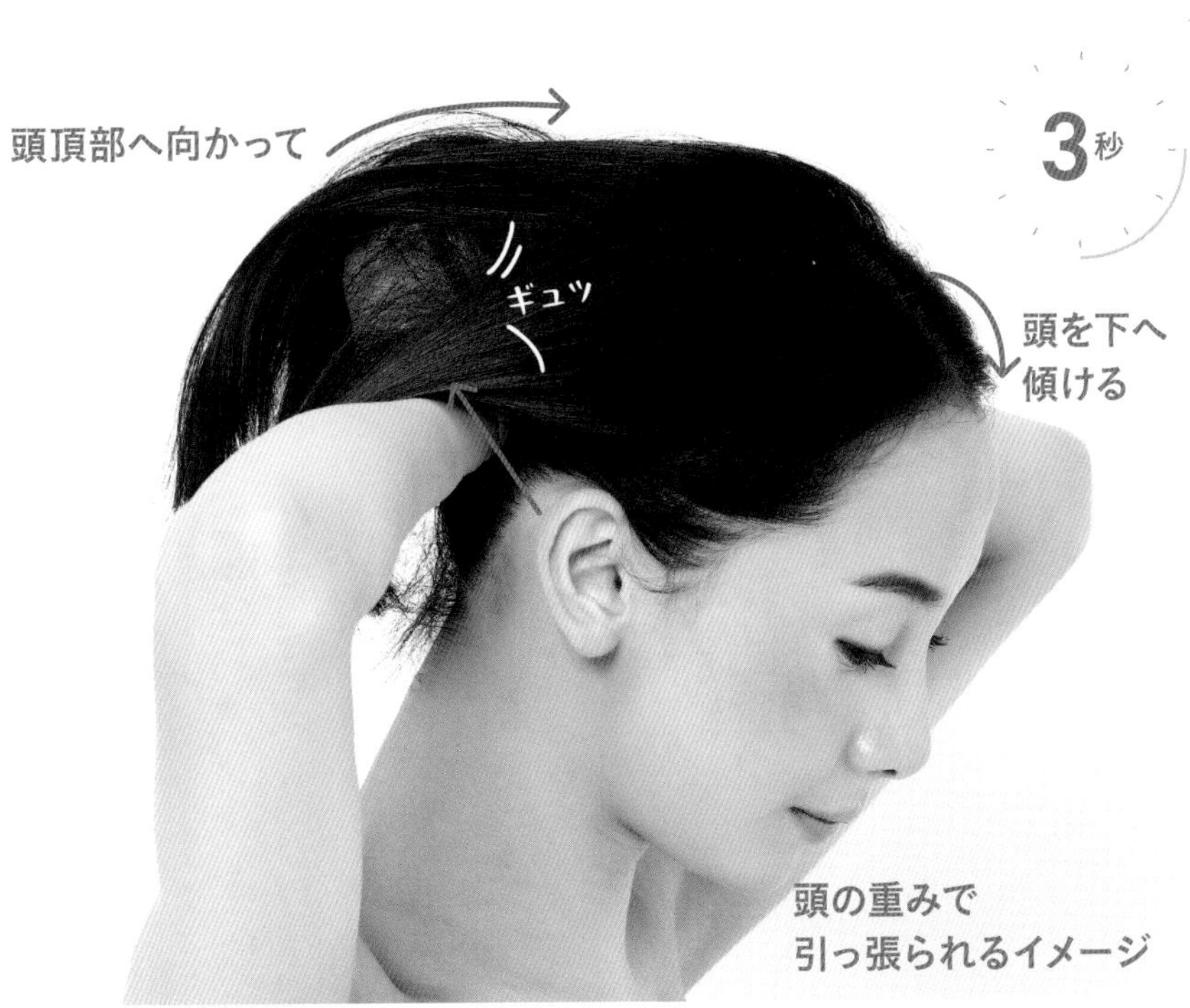
頭頂部へ向かって
ギュッ
3秒
頭を下へ
傾ける
頭の重みで
引っ張られるイメージ

老廃物を鎖骨へ流す

「頭全体の老廃物を
鎖骨へ向かって排出!」

1 両手の指先を生え際から差し込み、頭の形に沿って鎖骨へ向かってなでる。

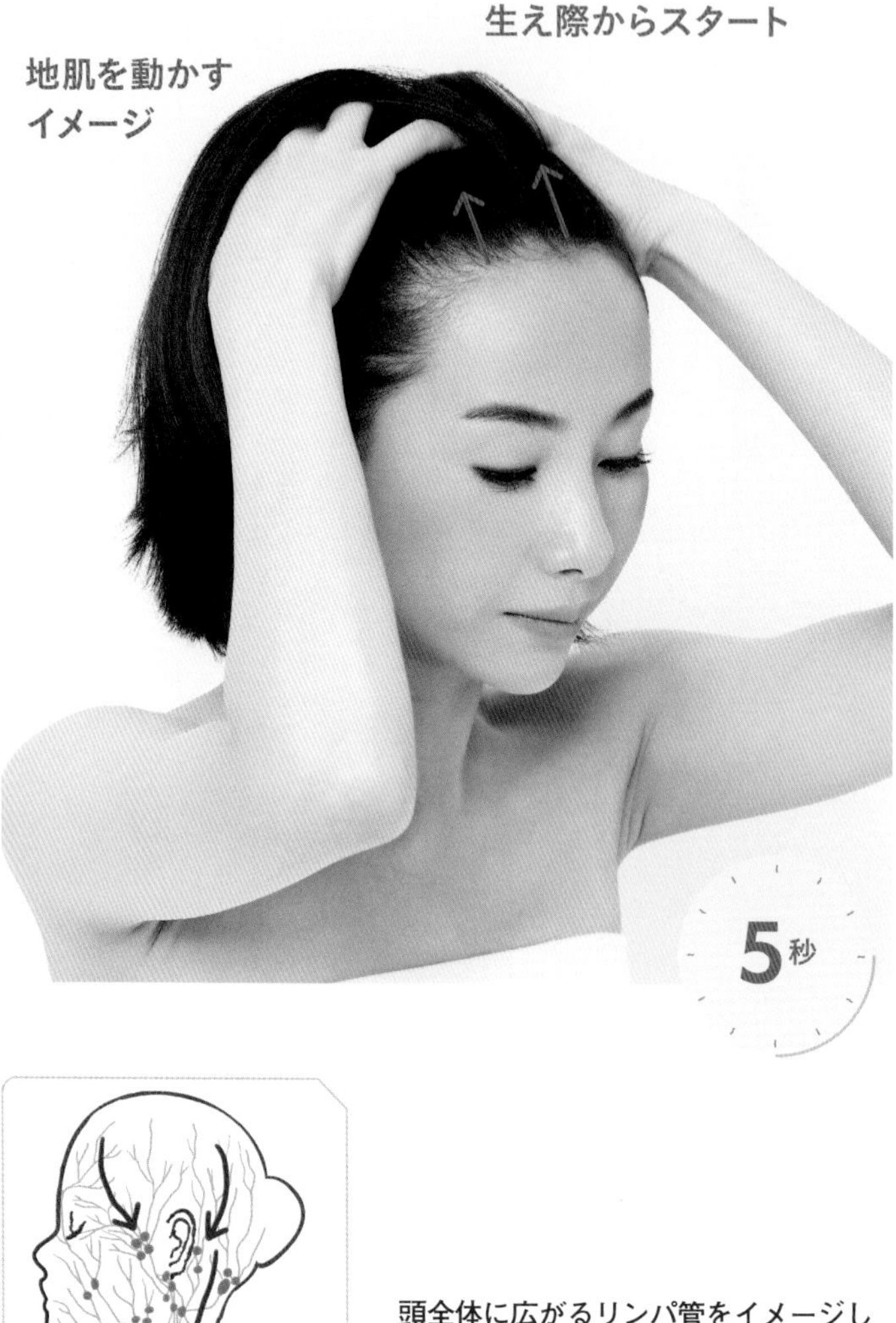
生え際からスタート
地肌を動かす
イメージ
5秒

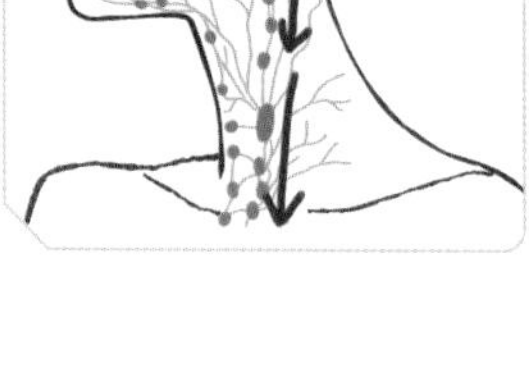

頭全体に広がるリンパ管をイメージして、その中の老廃物を頭→耳→首→鎖骨へと流すように手を動かします。最初に深部リンパ節開放をした、老廃物の出口である鎖骨へ流します。

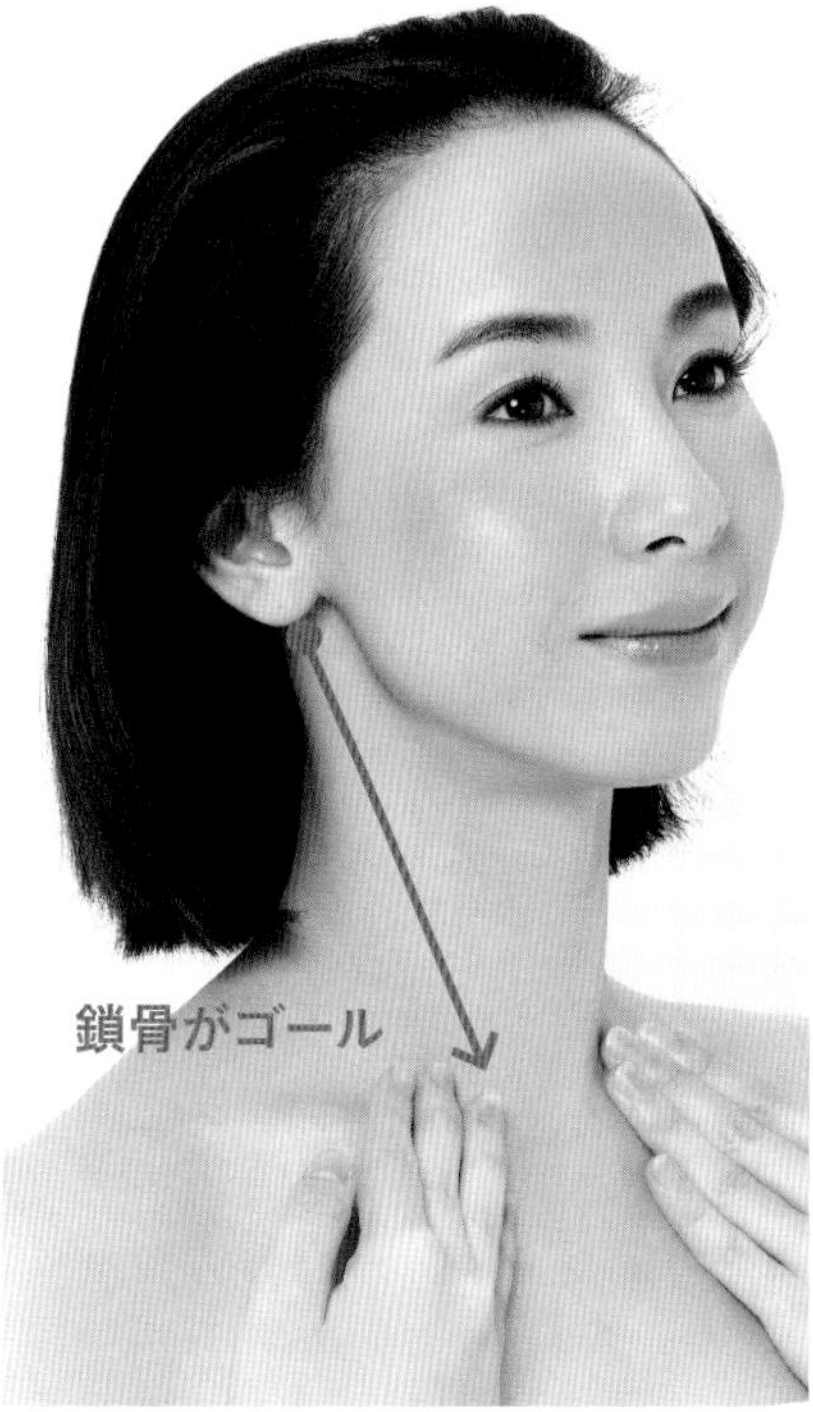
鎖骨がゴール

頭をなでるように
首の後ろへ

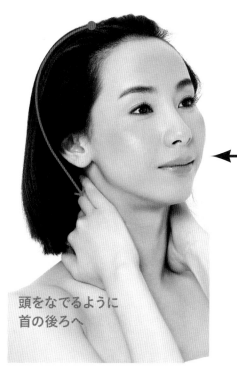

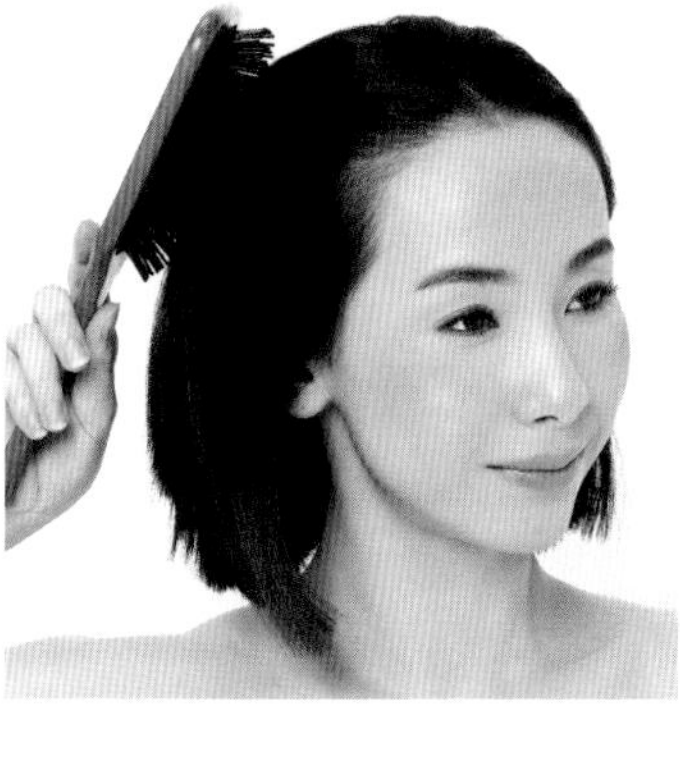

大きめのブラシを
使ってもOK

COLUMN

時間がない日の速効マッサージ！

2点ツボ押しで
深部リンパと血流を整える

押し方
ツボを３～５秒押して離すのを、３回くり返す。痛気持ちいい強さで押してください。

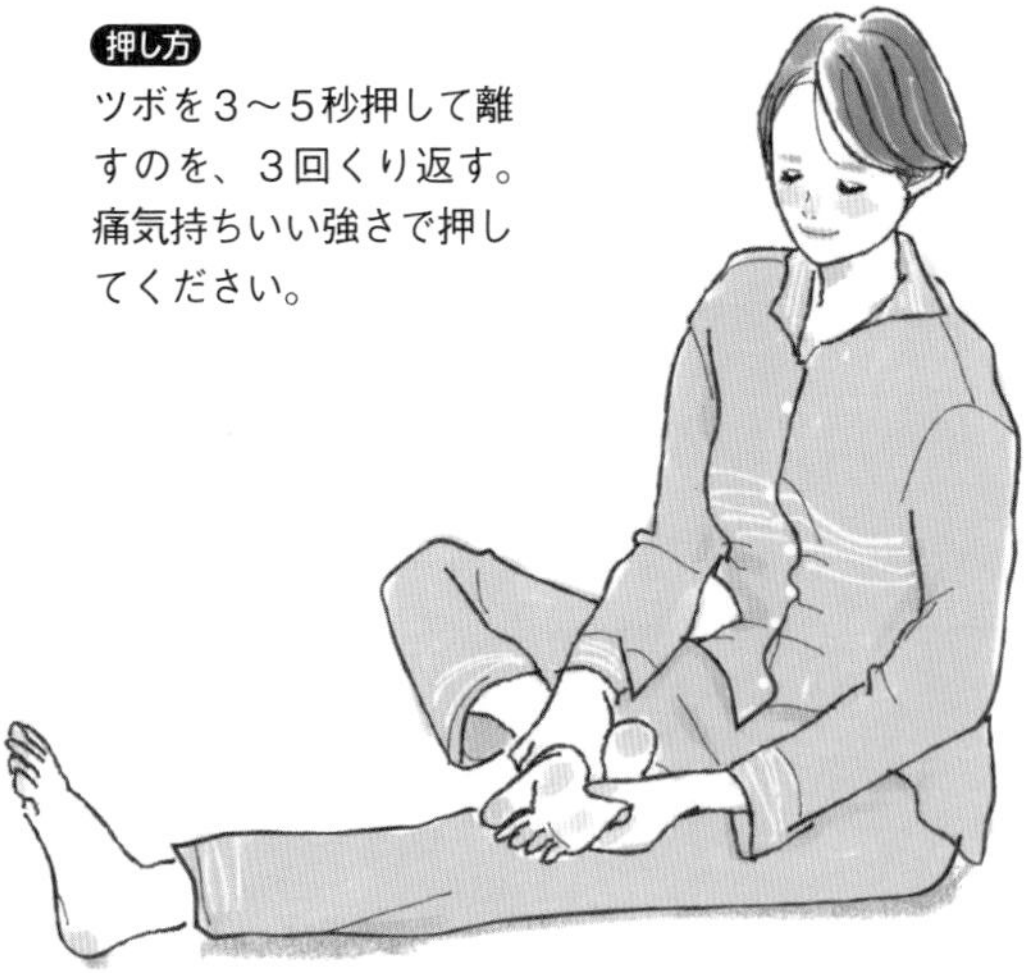

百会《ひゃくえ》
両耳を結んだ線と眉間を通る線が交わる所にあるツボ。頭のてっぺんに位置する。

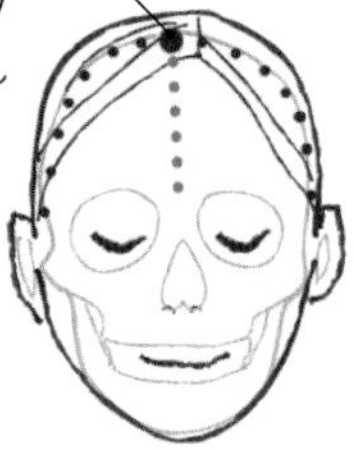

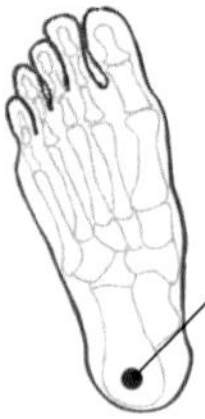

失眠《しつみん》
足の裏、かかとの中央にあるツボ。

「頭深部リンパマッサージ」は毎日行うのが理想的ですが、忙しくてできないという場合は、頭頂部と足裏の２か所のツボ押しをするのがおすすめです。頭頂部にある「百会《ひゃくえ》」は百（多種）のツボが交わるところという意味があり、自律神経を整えて体をリラックスさせる効果があります。一方、足の裏にある「失眠《しつみん》」は、神経の高ぶりを鎮める作用があります。体の天と地にあたる両方のツボを押すことで、全身の血流が効率よく巡り、頭皮にまでしっかり血液が届きます。頭まわりのリンパの流れもよくなります。さらに質のよい睡眠を促し頭皮の状態を安定させます。両手の親指を重ねて、痛気持ちいい強さで押しましょう。

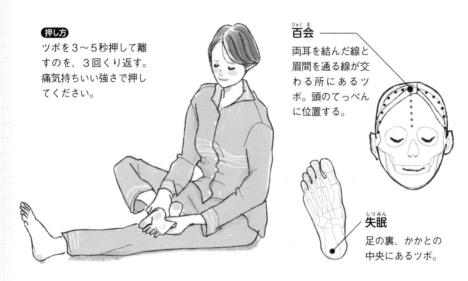

第3章

頭皮と髪の正しいケア

みるみる髪質が変わる！

「頭深部リンパマッサージ」の効果をより高めるために、髪の洗い方やブラッシングも大切。間違ったやり方では汚れをため込み、今生えている髪だけでなくこれから生える髪も傷つけてしまいます。毎日のケアを見直してみましょう。

頭皮にダメージばかりの毎日を変えよう

新しく生えてくる髪のために今ある髪にもやさしく

髪は肌の角層が変化してできた細胞の集まりです。毛根にある毛母細胞が分裂し、毛髪となって頭皮から押し出されますが、自己修復機能がないため、一度髪を傷めると、もとには戻りません。髪の水分を保ち、毛の外側を覆うキューティクルを傷つけないなど、守ることに徹しなければいけません。

髪のダメージというとパーマやカラーを思い浮かべるかもしれませんが、毎日何気なく過ごしている間にも、紫外線や空気の汚れ、摩擦などでじわじわと傷ついていています。また、今生えている髪が傷むということは、もちろん頭皮にも負担がかかっています。日常生活の中でどのようなことが頭皮や髪を傷つけるかを知り正しいヘアケアをすることは、「頭深部リンパマッサージ」で整えた頭皮環境を保ち、健康な髪をつくることにもつながるのです。

空気中のほこりや花粉

空気中に含まれる花粉やPM2.5、黄砂などは粒子が細かく、髪に絡まるように付着して傷み、パサつきに。帰宅後すぐにブラッシングを。

引っ張りのあるヘアスタイル

毎日のように頭皮に負荷がかかると血行が悪くなる。まとめる必要があるときにはシュシュなどゆるめのゴムで結んで。

降り注ぐ紫外線

紫外線によってキューティクルがはがれると、内部の水分が流れ出て乾燥し、うねりや切れ毛を招く。頭皮が炎症を起こすことも。日傘や帽子で防いで。

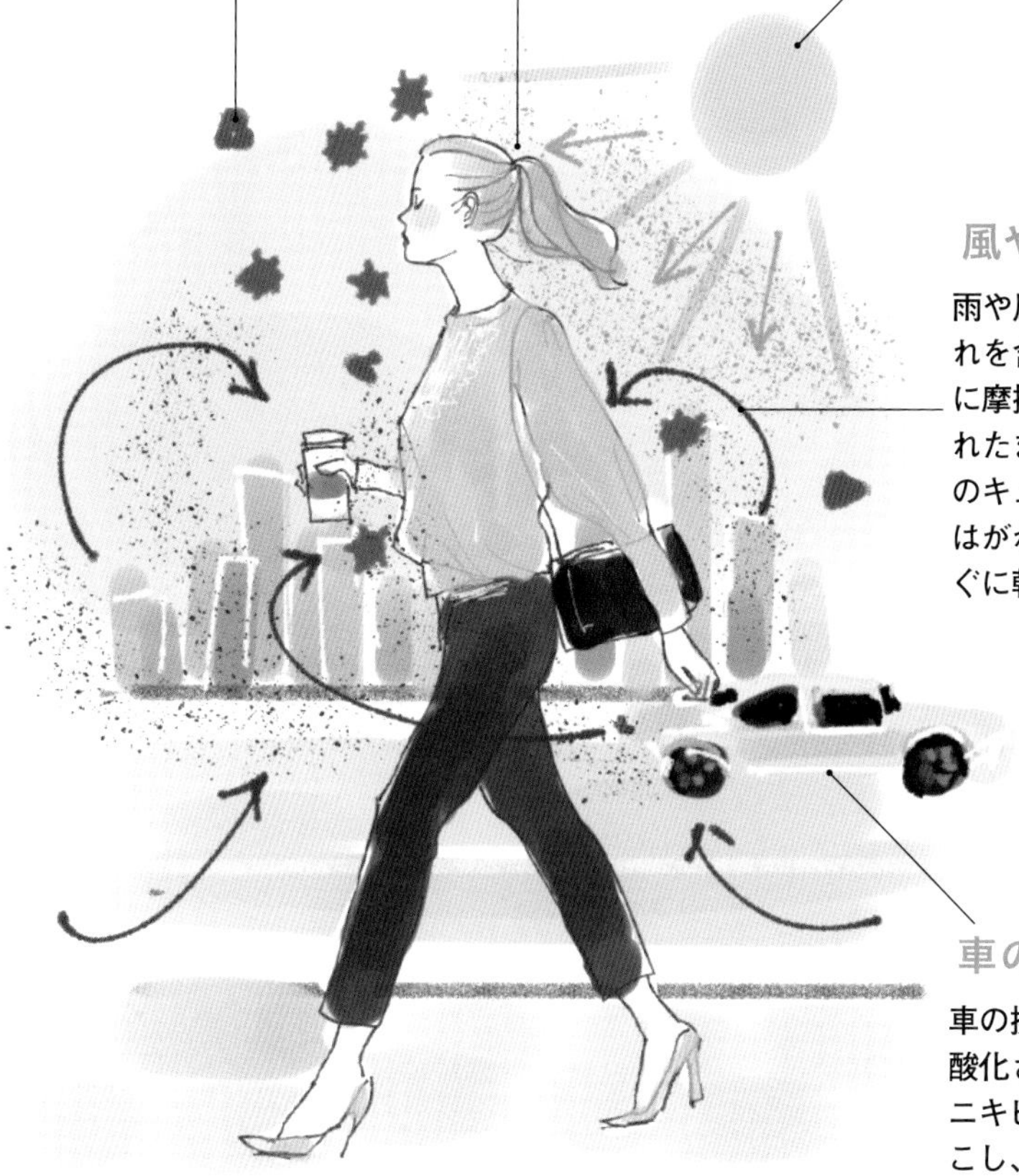

風や雨の刺激

雨や風は空気中の汚れを含み、頭皮や髪に摩擦を起こす。濡れたままの状態は髪のキューティクルがはがれる要因に。すぐに乾かして。

車の排気ガス

車の排気ガスは肌を酸化させ、かぶれやニキビなどを引き起こし、頭皮にも悪影響。外出した日は必ず洗髪を。

頭皮の毛穴をつまらせないため1日の汚れをリセット

シャンプー前にまずは頭皮をスッピンにする

1日の生活でダメージを受けた髪や頭皮は、そのままにしておくと、汚れがたまって毛穴がつまったり、雑菌が繁殖したり、髪の水分が失われたりしてしまいます。寝ている間にはホルモン分泌や新陳代謝が活性化して髪がつくられるので、とくに寝る前にはしっかりと汚れを落とさないと髪の発育を妨げてしまいます。

ただし、間違った方法では、逆に頭皮に汚れをため込んだり、髪にダメージを与えてしまうことがあります。正しく洗い、頭皮を清潔に保ち、必要のない抜け毛を抑えることが重要です。日々のケアの間違えやすいところや見落としがちなところに注意して解説しますので、ぜひ見直して、正しいケアを習慣にしてください。

入浴前に

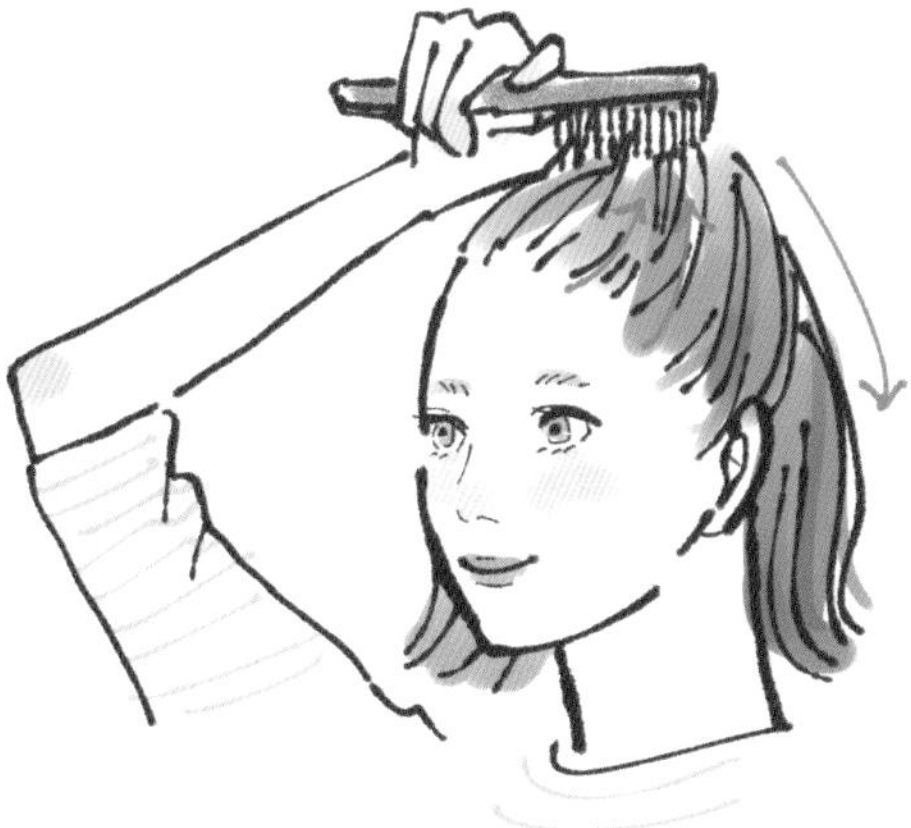

＼頭皮の皮脂を浮かせる／

1 ブラッシングで汚れを落とす

最初に絡まりがあれば毛先からくしを通してほぐします。額の生え際から後頭部にかけて、頭の形に沿って1分程度ブラッシング。頭皮のフケなどの汚れが浮き、その後のシャンプーが泡立ちやすくなります。

たんぱく質を壊さない
38～40度の湯で1分30秒

浴室で

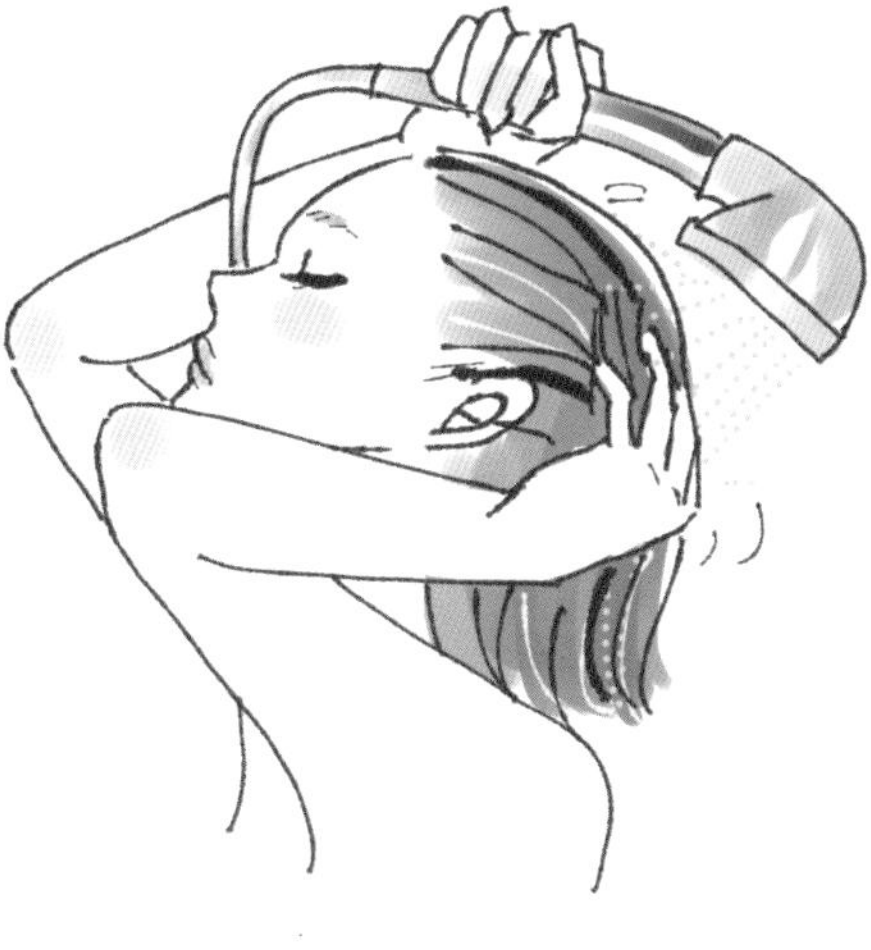

＼汚れの7割は湯で落とす／

2 予洗いでしっかりすすぐ

頭頂部からシャワーの湯をかけながら、指のはらで頭皮を軽くこするようにします。1か所を10回こする意識で。湯の角度や指の位置を変えながら、全体を1分30秒ほどで行います。地肌がしっかり濡れると7割の汚れが流れ落ちます。

HAIR & HEAD

シャンプーで頭皮の汚れをオフ

シャンプーのやり方

ブラッシングと予洗いでは取れない脂や毛穴につまっている奥の汚れをシャンプーで浮かせて洗浄していきます。

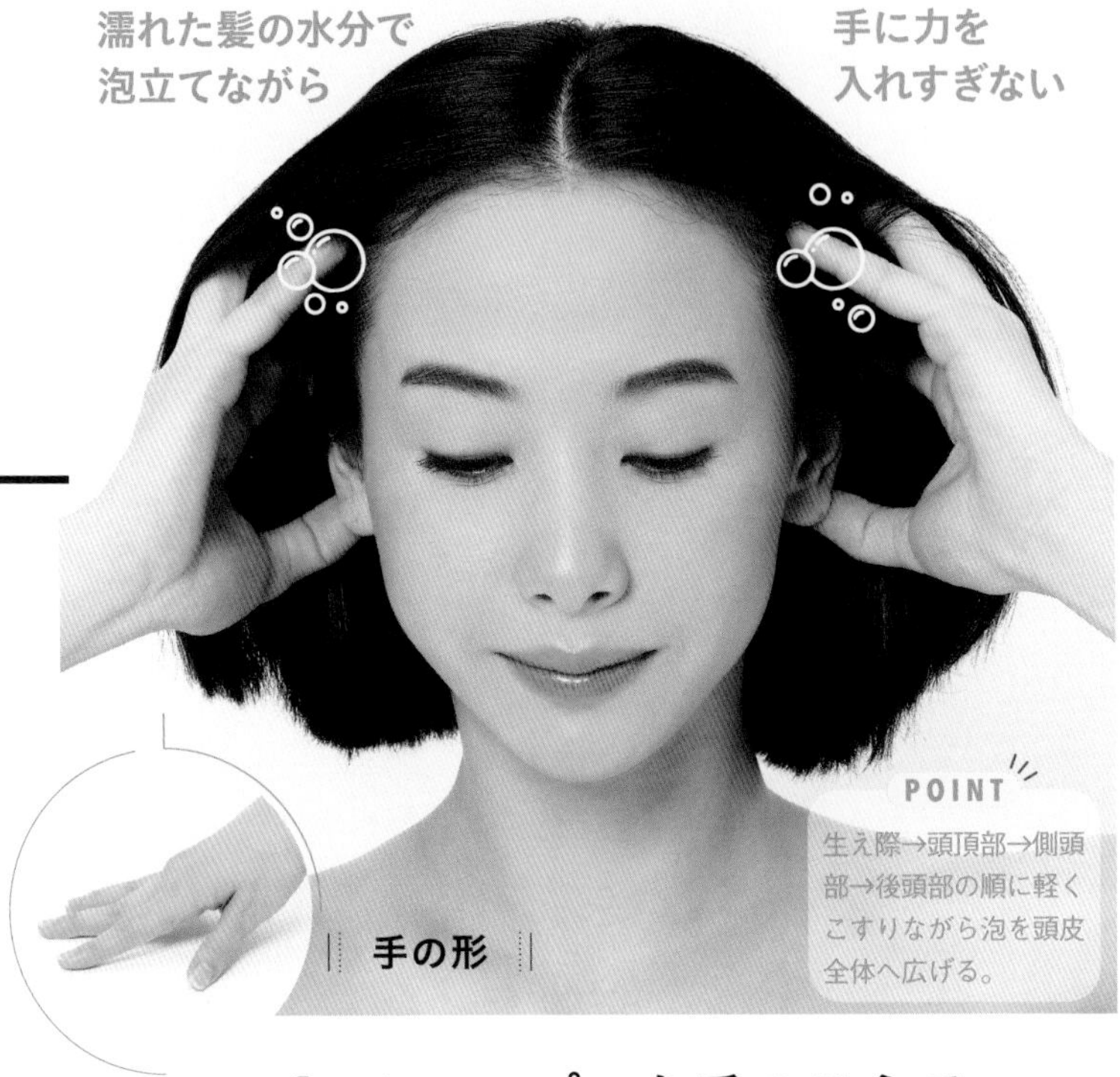
濡れた髪の水分で泡立てながら
手に力を入れすぎない
POINT
生え際→頭頂部→側頭部→後頭部の順に軽くこすりながら泡を頭皮全体へ広げる。
手の形

頭皮をこするときは指のはらでやさしく。

1 シャンプーを手のひらでよく泡立てる。頭皮を軽くこするように洗う。

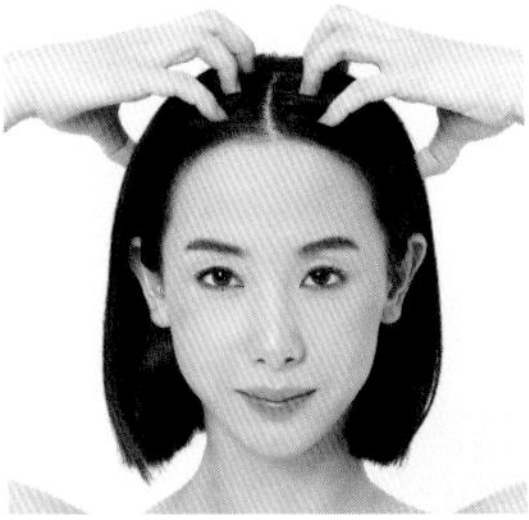

NG

爪を立てると頭皮が傷つく

爪を立てたりごしごし強く洗うと頭皮が傷つきます。菌が入って炎症が起こり、かゆみを引き起こすので注意しましょう。

すすぎ方

頭皮にシャンプーの洗い残しがあると、毛穴をつまらせたり雑菌が繁殖する原因に。最低2分はかけて根元から洗い流しましょう。

髪を持ち上げて
湯を頭皮に
しっかりあてる

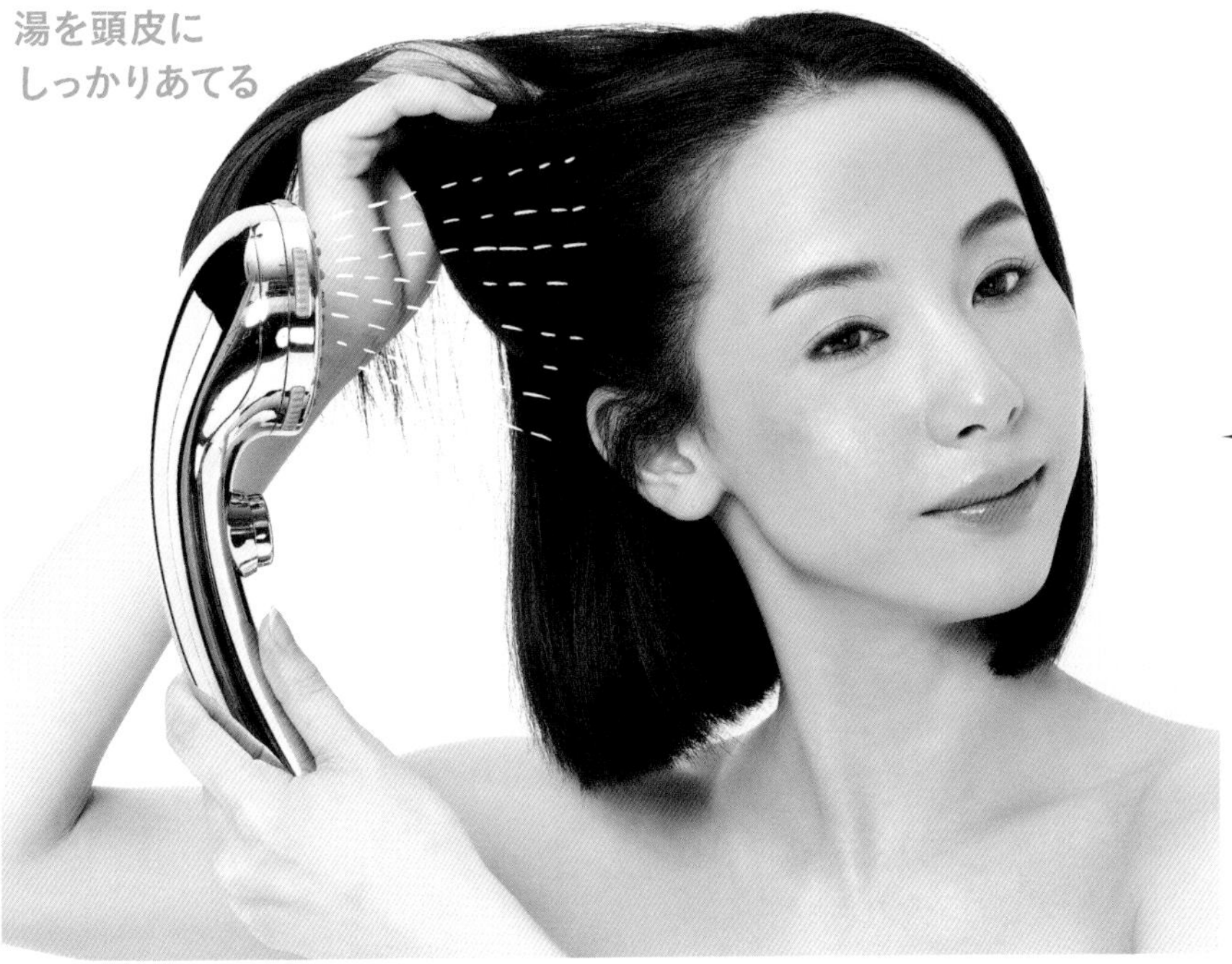

2 頭皮にシャワーヘッドを垂直にあてながら2分くらいしっかりすすぐ。

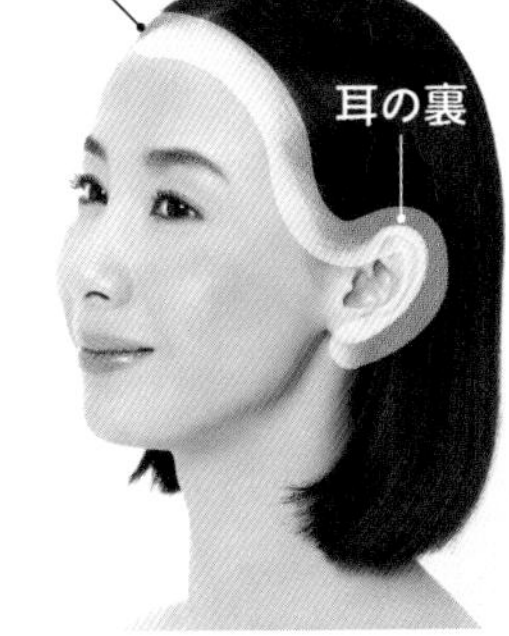

洗い残しがないように注意！
すすぎのあとは、生え際や耳の裏などを触ってぬめりがないかを確認。

POINT
髪を持ち上げて全体に湯をあてたあと、指のはらで頭皮を軽くこすりながらすすぐと泡をしっかりと流せ、髪の立ち上がりもよくなります。

3 頭皮と髪の正しいケア

トリートメントは頭皮にはつけない

トリートメントのやり方

トリート（治療する）の名の通り、髪の毛の内部へダメージを補修させる成分を浸透させ、油分を補い保湿します。

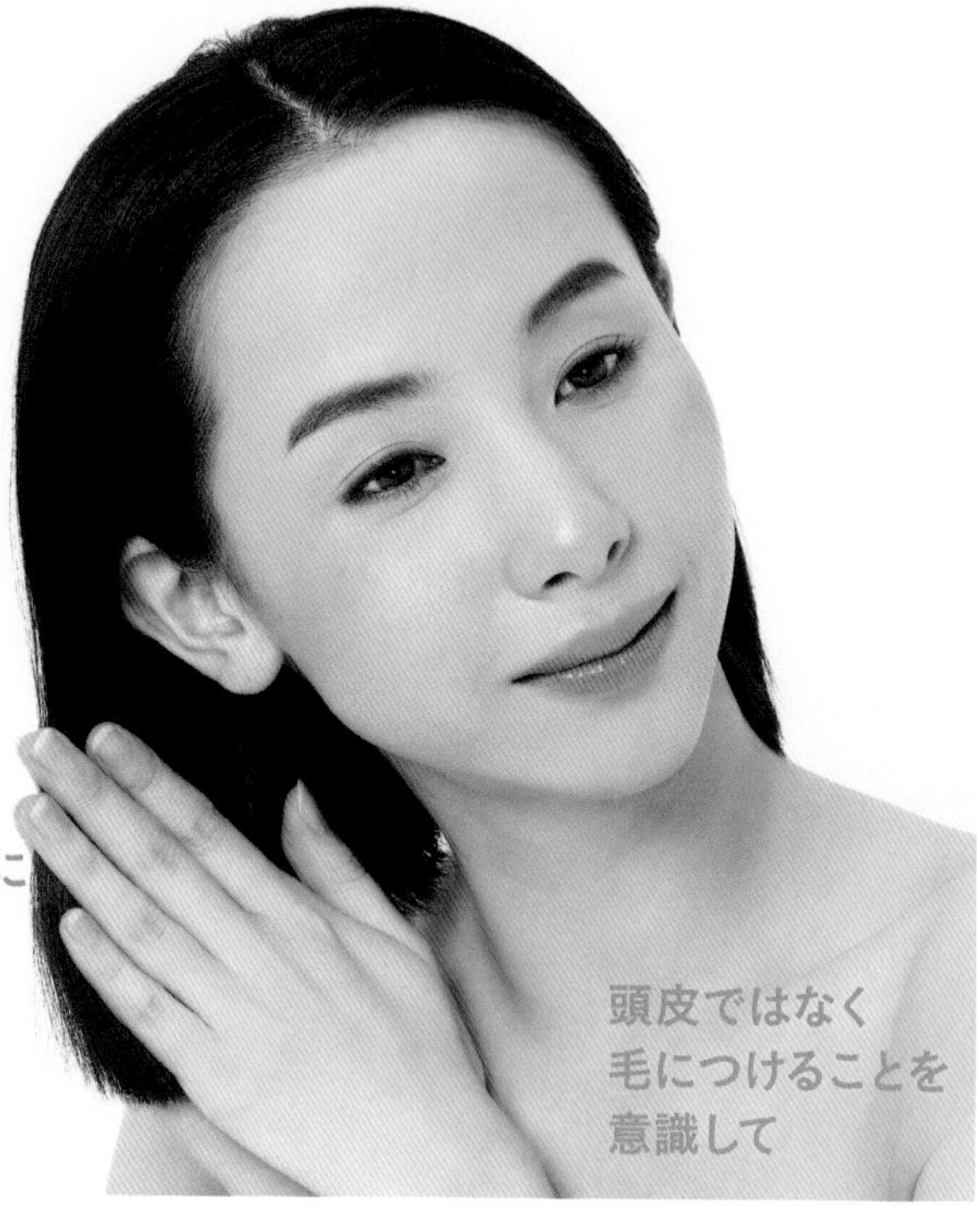
両手で
挟むように
頭皮ではなく
毛につけることを
意識して

1 トリートメントを両手に広げ、毛の中間〜毛先につける。

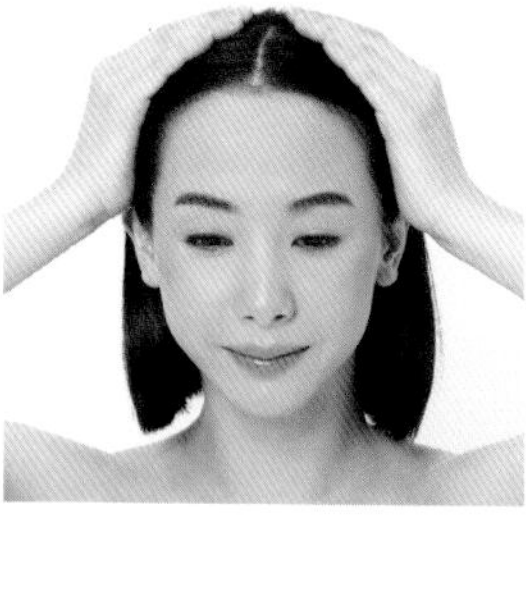

NG

頭皮にベタッとつけない

トリートメントは油分が多いため、頭皮につけると油分が毛穴を塞ぎ、皮脂の分泌を妨げ頭皮環境を悪化させます。頭皮にはつけないようにしましょう。

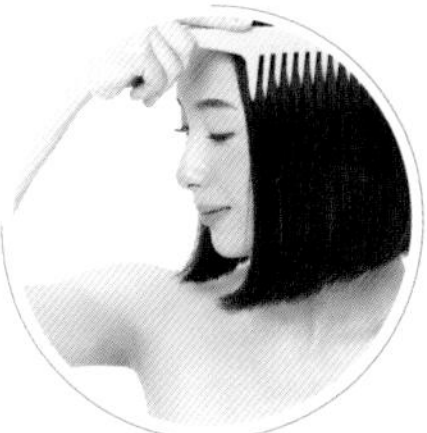

コームを使うと まんべんなく広げられる

目の粗いコームでとかすと、全体にムラなくつけることができます。

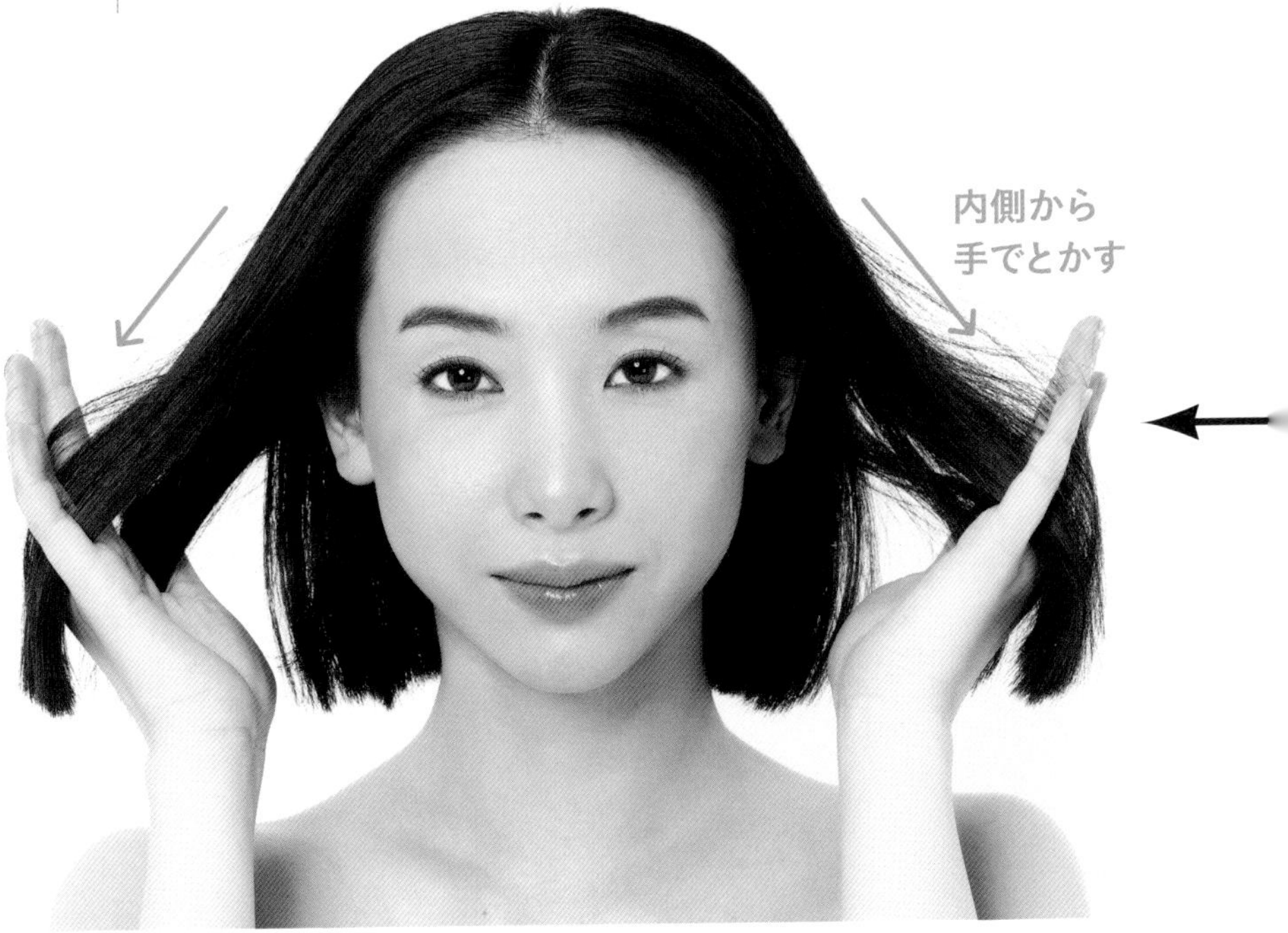

2 手ぐしで毛先に広げ 2〜3分放置する。

※この間に体を洗うのがおすすめ

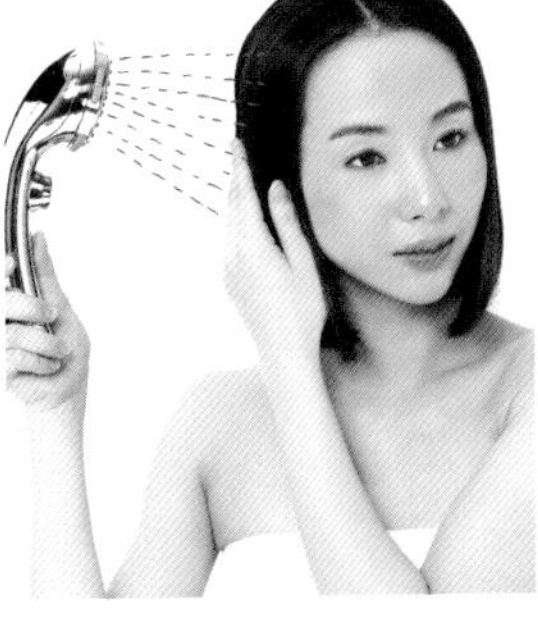

洗い残しのないように しっかりすすぐ

71ページ同様に、根元からしっかりと2分ほどかけてすすぎます。ぬるつきがなくなる程度が目安です。もし頭皮についてしまったなら、しっかりと流して。

POINT

濡れた髪はキューティクルが開いているので、数分放置することでトリートメントの成分が入り込み、髪の補修を促します。

入浴後の5分が勝負！頭皮が冷えると血行不良に

濡れたまま眠るのは髪にも頭皮にもダメージ大

髪が濡れると、外側のキューティクルが開いた状態になり、髪の水分やたんぱく質が外に流れ出て乾燥します。また、頭皮についた水分は雑菌やカビを増殖させ、さらに頭皮を冷やすことで血流やリンパの流れも悪くなります。入浴後は5分以内に乾かすことで、めくれたキューティクルが閉じ、栄養を逃さずダメージを防げます。

ドライヤーの前には必ずタオルで髪全体の水気を拭き取って。ドライヤーの熱にあたる時間を短縮することができ、熱によるダメージも最低限に抑えられます。また、湿ったまま眠るのは、睡眠中にかく汗で雑菌が繁殖しやすく、頭皮が荒れるので避けましょう。

キューティクルは閉じて！

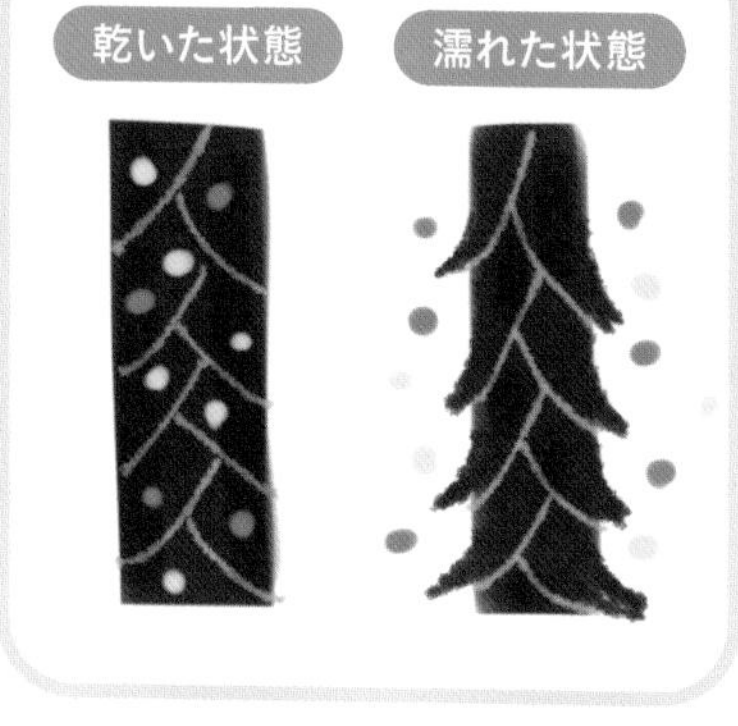

ドライヤー前のタオルドライで効率よく乾かす

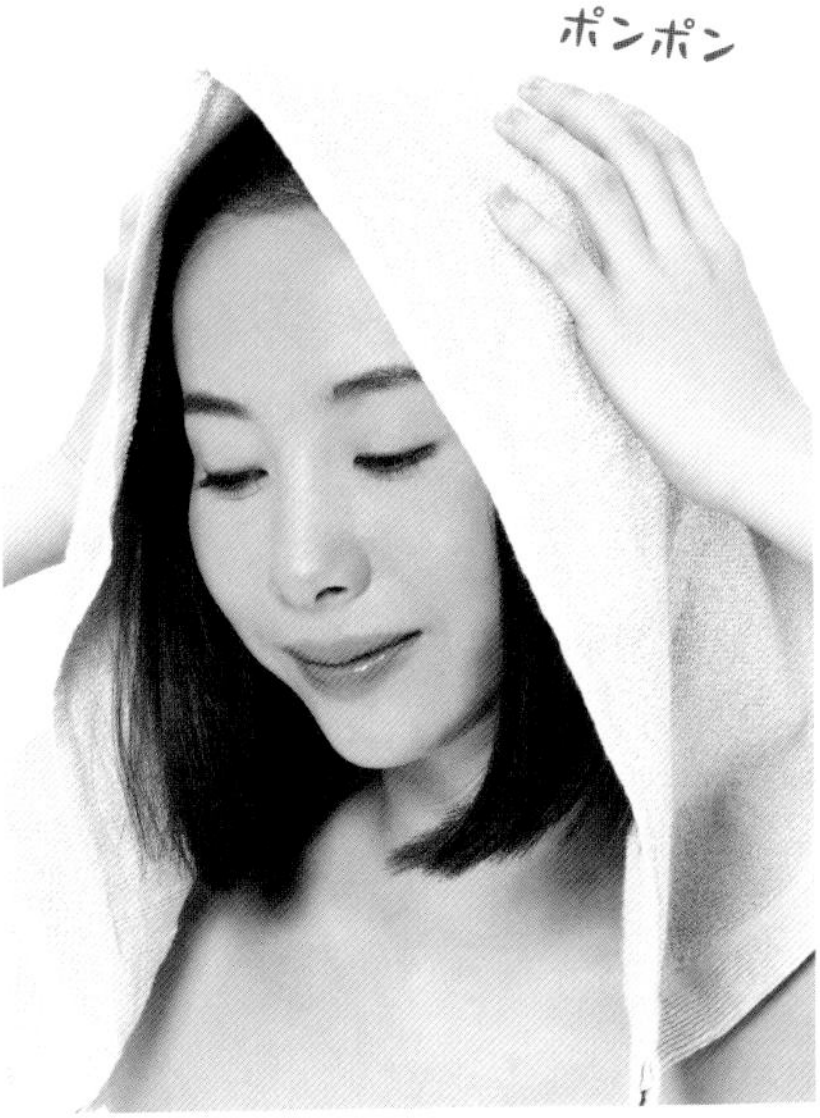
ポンポン

1 ポンポンと押すようにタオルをあてる。

やさしく
プレスする

2 毛先をタオルで挟んで水気を拭く。

POINT

タオルドライすることで、濡れた状態からドライヤーで乾かすよりも5分ほど時間を短縮でき、髪への熱ダメージを減らせます。

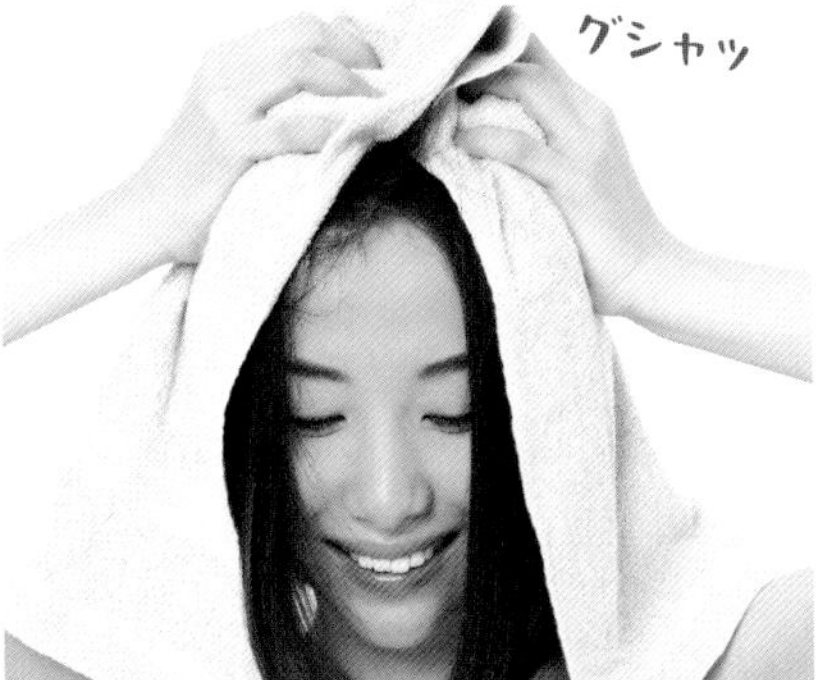
グシャッ

NG

ゴシゴシとタオルでこすらないで

キューティクルが開いているのでタオルの摩擦は髪を傷めます。タオルを被ったまま10分以上放置するのも、キューティクルから水分が流れ出るのでやめましょう。

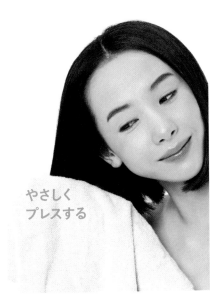

ドライヤーで髪と頭皮を傷めず乾かす

ドライヤーのやり方

濡れて開いたキューティクルを閉じてダメージから守ります。
毛量の多いうなじ部分や頭皮を先に、最後に毛先を乾かします。

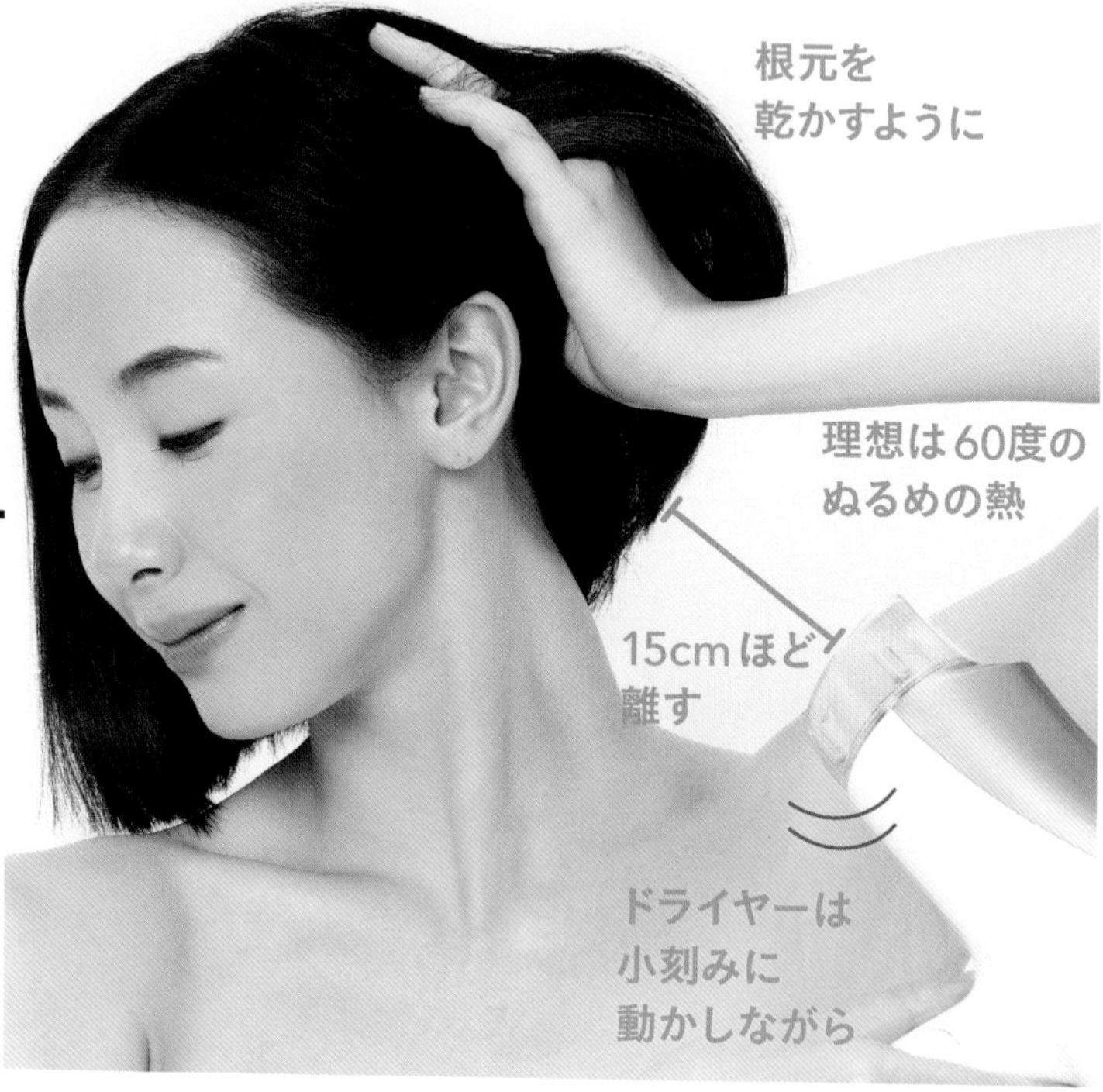
根元を
乾かすように
理想は60度の
ぬるめの熱
15cmほど
離す
ドライヤーは
小刻みに
動かしながら

1 指で髪をすくい上げ、下からドライヤーをあてて根元を乾かす。

乾かす順番

乾きにくく雑菌が繁殖しやすい根元から。前髪は自然に乾くとツヤが出ず、クセがつくので先に乾かします。最後に頭頂部をふんわりさせながら仕上げて。

根元 ◀ 髪の中間 ◀ 前髪 ◀ 後頭部 ◀ 側頭部 ◀ 頭頂部

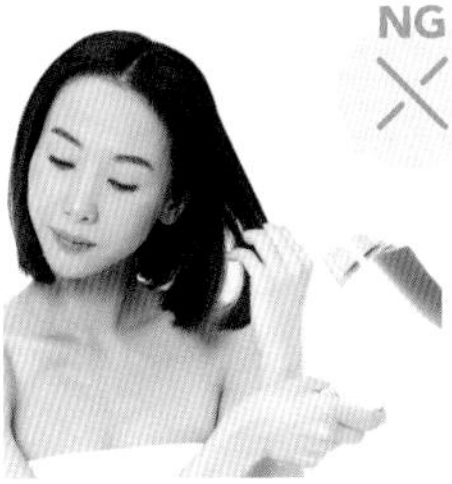

NG ×

毛を逆立てるようにあてるのはダメ

毛を乾かすとき、下から風をかけるとキューティクルがめくれ、傷みます。根元が乾いたら、キューティクルの向きに沿って上から下（毛先）へと風をあてましょう。

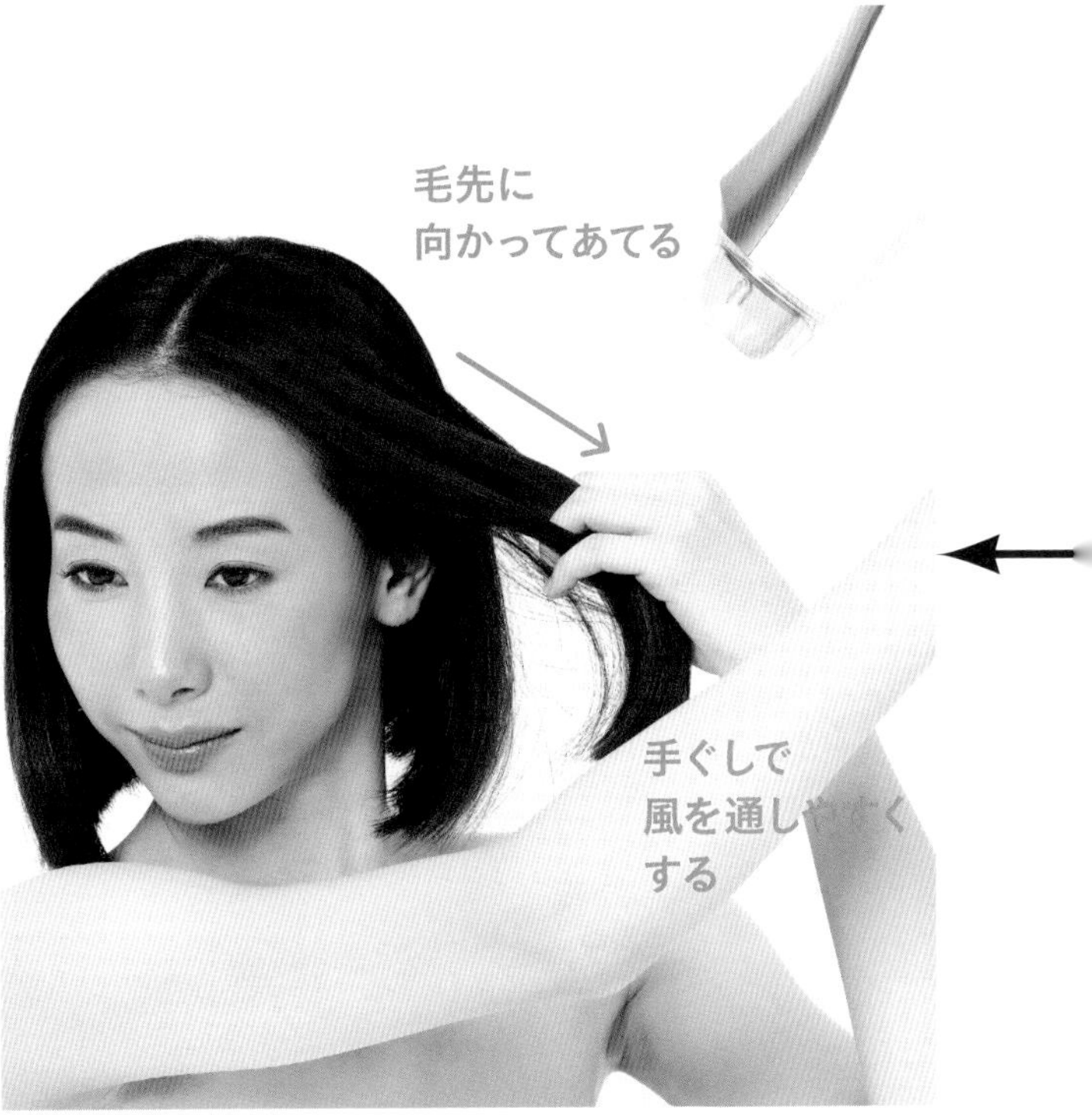
毛先に
向かってあてる
手ぐしで
風を通しやすく
する

NG ×

ドライヤーは長時間あてない

同じ場所にあたり続けないようにし、髪の毛量にもよりますがショートヘアなら5分ほど、ロングヘアなら8分程度の短時間で乾かしましょう。

2 上から下へ向かって順番に乾かす。

3 最後に冷風を1分間あてててツヤを出す。

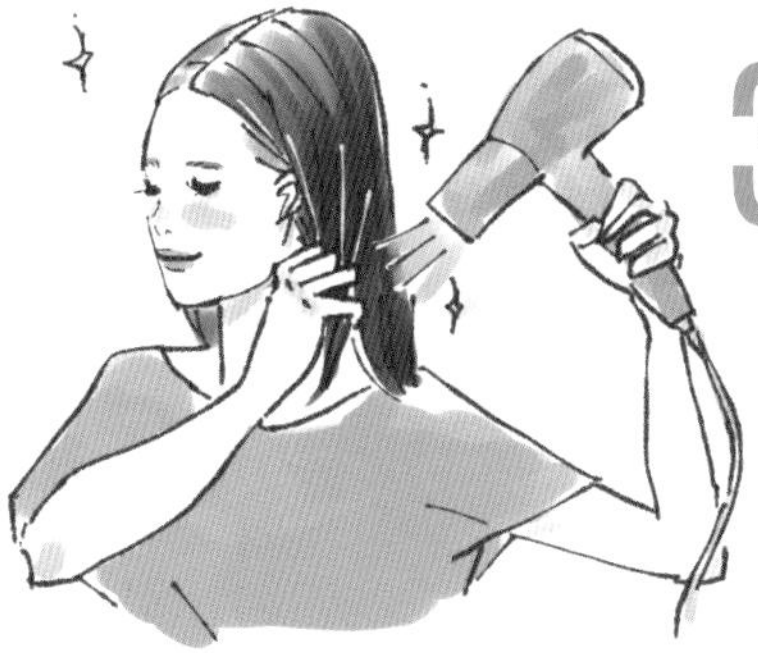

POINT

最後にキューティクルに沿って上から下へ冷風をあてることで、キューティクルがしっかりと閉じてかたまり、髪内部の水分が逃げにくくなります。キューティクルが整うことでツヤも生まれます。

ブラッシングで頭皮のリンパを流す

毎日のブラッシングは頭をほぐす絶好のタイミング

ブラッシングは表面のホコリや汚れを落とし、同時に頭皮に刺激を与えて血行を促進することができます。ブラッシングのタイミングは、朝のスタイリング時、シャンプー前、ドライヤー後の3回が基本です。過度なブラッシングは頭皮や髪への摩擦となり、逆にダメージを与えてしまうので控えましょう。

髪が長い場合は、まず毛先をとかして絡まりを取ります。生え際↓頭頂部↓毛先に向かってくしを通します。クッション性のあるブラシで頭皮にあたるようにしながらブラッシングすることで、心地よい刺激が血流を促し、リンパの巡りも高めます。頭だけでなく眼精疲労がやわらいだり、顔がすっきりする効果も。さらに朝のブラッシングは、夜の間に出た良質な汗と脂を頭全体に広げ、頭皮や首をほぐして体を目覚めさせます。

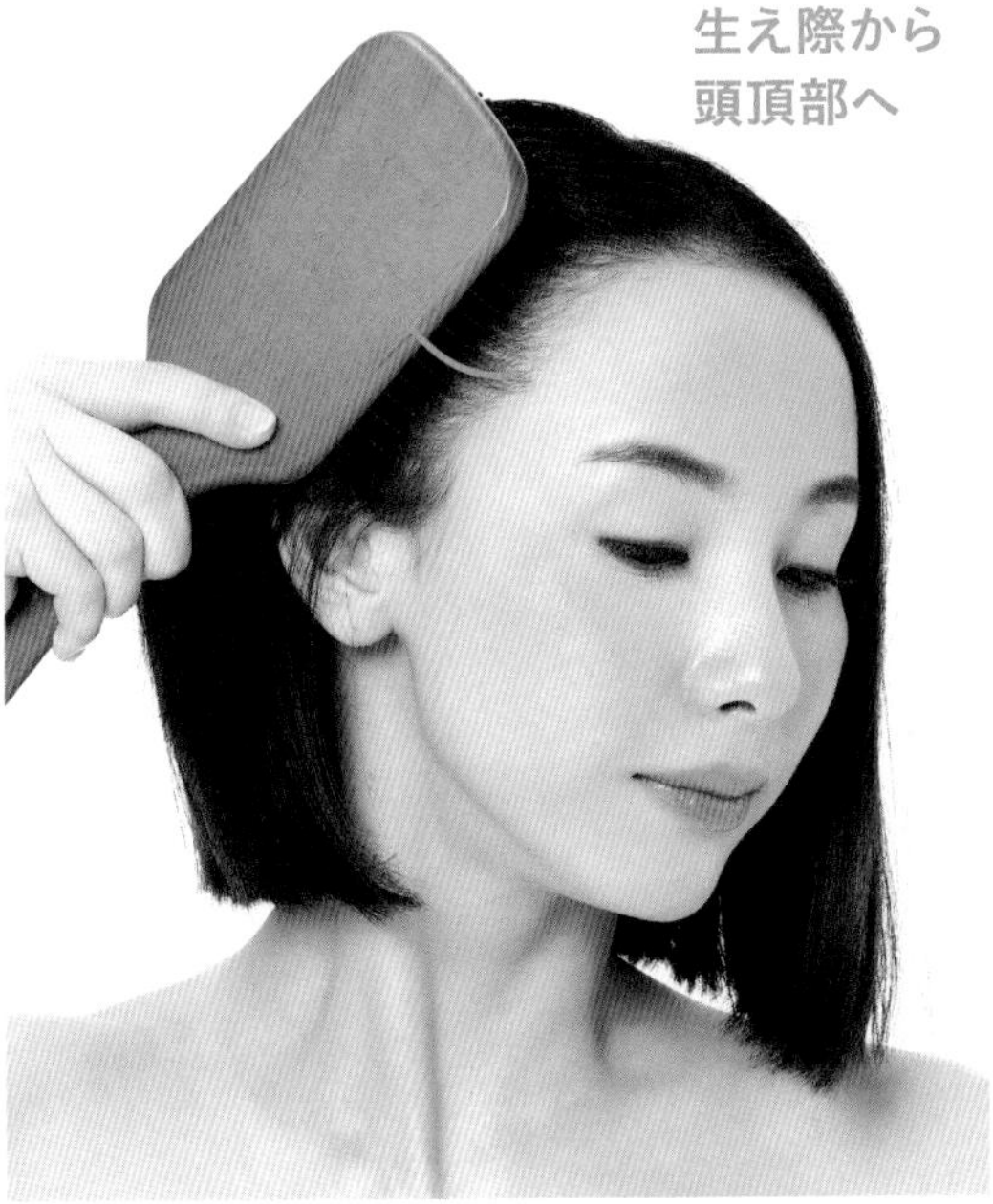
生え際から
頭頂部へ

1 おでこや耳の上の生え際からくしを入れる。

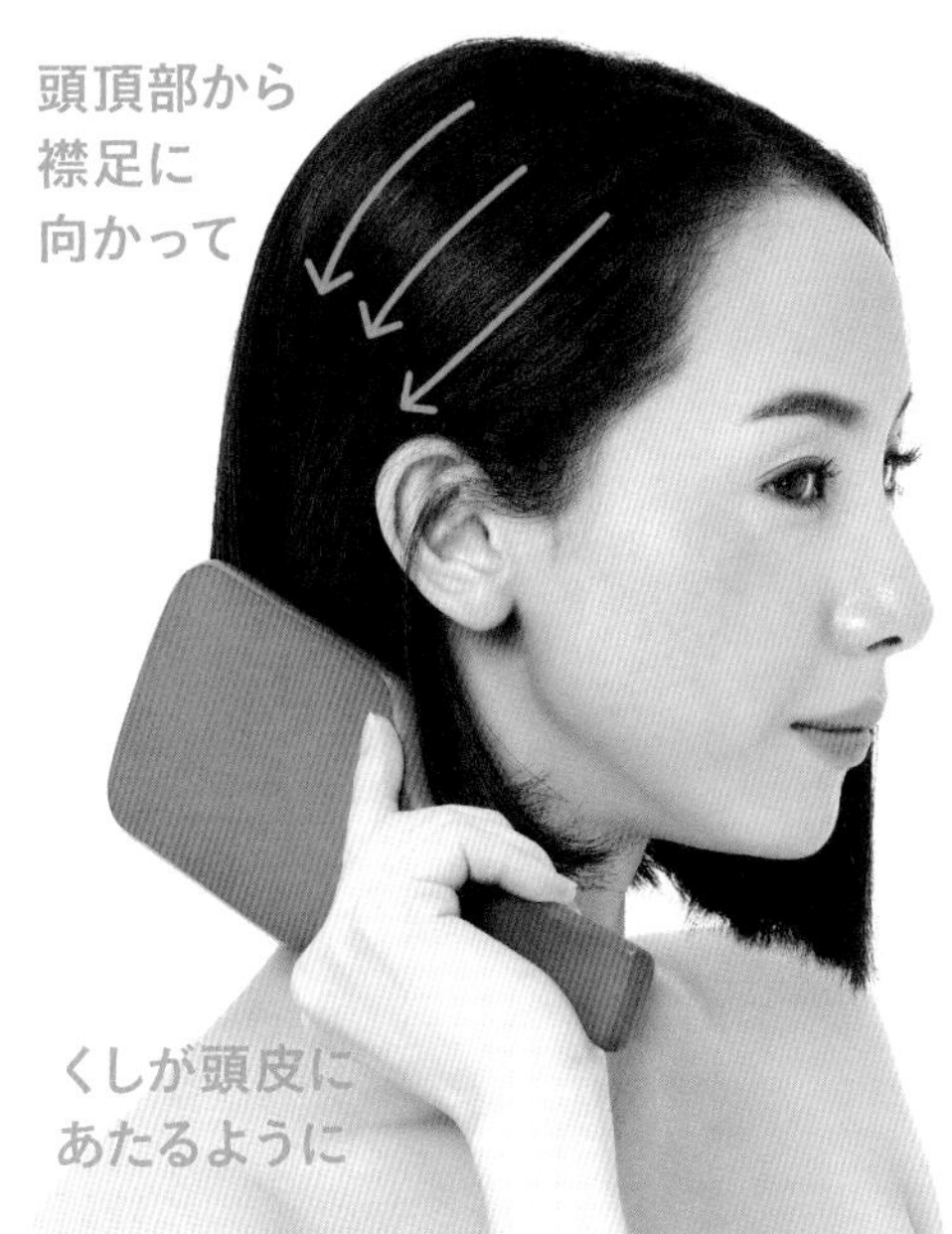
頭頂部から
襟足に
向かって
くしが頭皮に
あたるように

2 頭に沿って毛先へとかす。

POINT

後頭部をとかすときには、頭の形に沿わせながら動かしましょう。

頭皮が健康になれば嫌なにおいも防げる

自分では気づきにくいからこそ意識してケアしよう

頭皮には汗腺（汗を分泌する器官）が多く、体の中でも汗をかきやすい場所です。加齢に伴い、皮脂の中には脂肪酸の一種、パルミトレイン酸が増えてきます。これが酸化すると、嫌なにおいの原因であるノネナールが生成されます。このノネナールが分泌されると、頭皮の汚れや雑菌などが混じり、いわゆる〝頭皮がにおう〟状態になります。抑えるためには、正しい方法で汚れを落として乾かし、頭皮を清潔に保つことが大切。さらに「頭深部リンパマッサージ」で血流を促すことも、ひと役買います。

血流がよくなって老廃物が排出されると、汗が出やすい状態になります。定期的に汗をかくと、汗がろ過されてにおいが薄くなるのです。入浴や軽い有酸素運動も取り入れると、より効果的です。

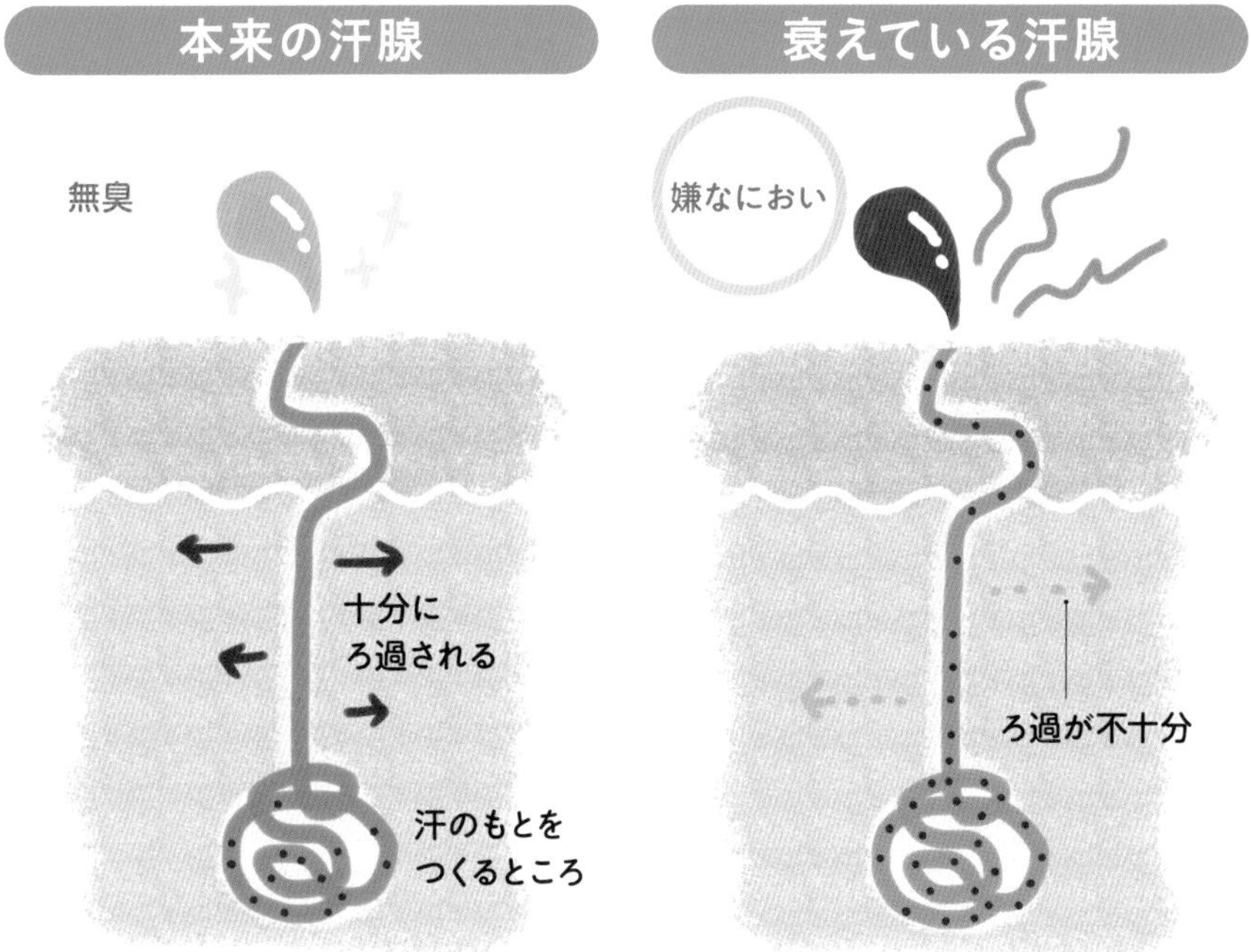
本来の汗腺
衰えている汗腺
無臭
嫌なにおい
十分に
ろ過される
ろ過が不十分
汗のもとを
つくるところ

定期的に汗をかくと頭皮のにおいが弱まる

加齢や運動不足などで汗をかきにくくなると、汗腺の機能が衰え、汗のろ過が不十分になり、におい成分のノネナールを含んだ嫌なにおいの汗になります。

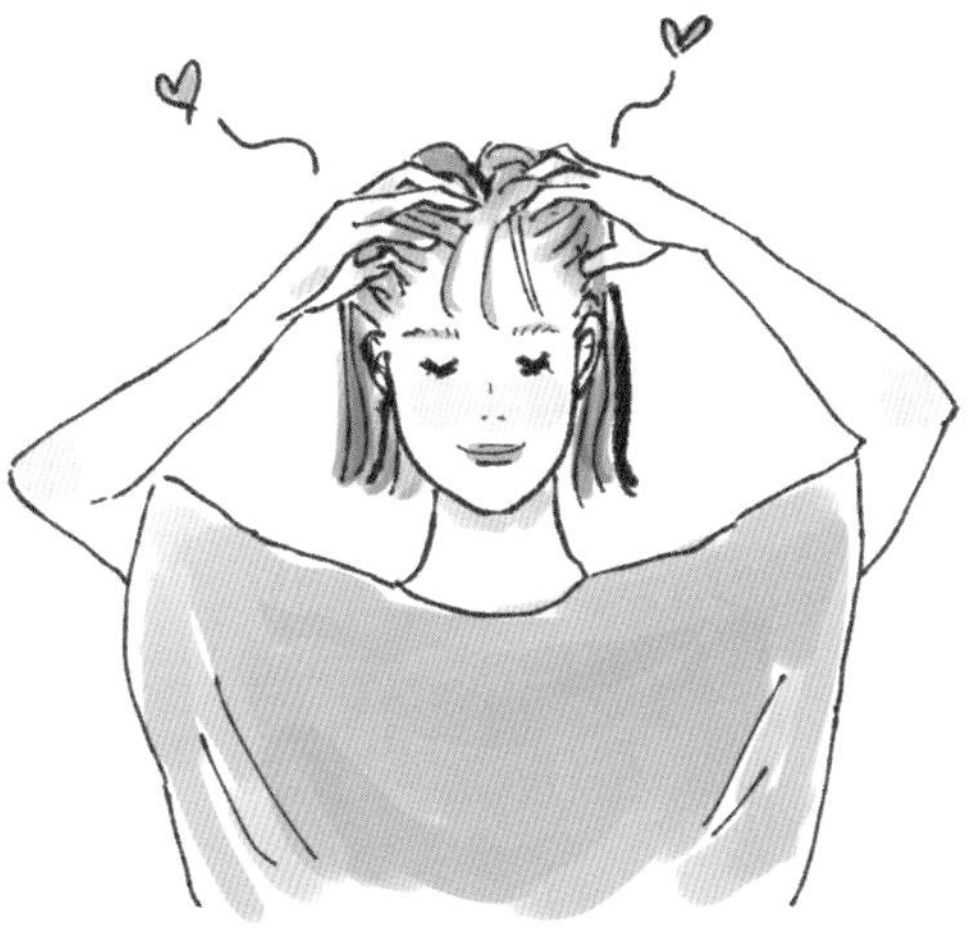

ストレスが原因で発生するにおいも！

ストレスがたまると自律神経のうちの交感神経が働いて、血管が収縮し、頭皮の血流が悪くなります。これも頭の嫌なにおいにつながるため、ストレス対策が必要。「頭深部リンパマッサージ」で副交感神経を刺激して、自律神経を整えましょう。

健康な髪と肌を保つために知っておきたいこと

「頭深部リンパマッサージ」が習慣化してきたら、頭皮や髪のためにさらにできることがあります。アイテム選びや正しいケアでより頭皮環境を整えていきましょう。

シャンプー編

シャンプー選びに迷ったらアミノ酸系に注目してみて

市販のシャンプーのほとんどは、誰が洗っても指通りがなめらかな仕上がりになるよう、洗浄力が高く、強い成分が配合され頭皮や髪に負担がかかります。とくに40代を過ぎると頭皮の皮脂量が減少し頭皮にダメージを受けやすくなるもの。毎日使うシャンプーは頭皮や髪に優しいものを選びましょう。

おすすめなのはアミノ酸系のシャンプーです。髪の主成分であるたんぱく質を構成しているのはアミノ酸。アミノ酸を洗浄成分に使っているシャンプーは、頭皮や髪への刺激が少なく保湿力があります。とくに、成分名にココイルグルタミン酸Ｎａ、ココイルメチルアラニンＮａ、ココイルグリシンＮａなど、「ココイル～」と表記のあるシャンプーを選ぶのがおすすめです。

薄毛や白髪に悩むならシリコーン入りは避けて

シリコーンは髪をコーティングする作用があり、傷んだ髪には効果的です。しかし、コーティングするために髪のボリュームが抑えられてしまいます。薄毛や細毛に悩み、髪の立ち上がりを求めている場合はノンシリコンの商品を選んだほうがよいでしょう。また、シリコーンの長年の蓄積は髪が染まりにくくなるため、白髪染めをしている人もシリコーン入りは避けましょう。

シャンプー時にはスカルプブラシで均一に刺激する

シャンプー時はスカルプブラシを使うと手指でこするよりも全体を均一に刺激し、指では届きにくい地肌まで洗えます。爪で肌が傷つくことも防げます。ほどよくかたさがあり、手に収まる持ちやすい形状で、カビにくい素材のものを選ぶとよいでしょう。

また、シャンプー時以外にも起床時やパソコンなどで目が疲れたと感じたときに頭皮を刺激するのもおすすめ。スカルプブラシの尖った部分を地肌にあて、少し押さえてから小刻みに動かすようにしてマッサージすると、血流がアップして目がぱっちりとします。

朝シャンしているなら今すぐやめて！

睡眠中に頭皮から出る汗は良質な油分で、日中の紫外線などのダメージから頭皮を保護する役割があります。朝に洗い流すとバリア機能が落ちてしまいます。これは、裸で外を歩くようなもの。朝シャンが習慣化しているようなら、頭皮の油分が極端に少なく乾燥しやすくなっているかもしれません。頭皮が荒れて、フケやかゆみがでることもあるので、すぐにやめてください。

どうしても朝シャンするなら、ドライヤーでしっかり乾かしてから、ヘアオイルを軽くつけて外出するとコーティングされて安心です。

シャンプーをすすぐときは顔にかからないように後ろに流して

シャンプーは洗顔料にくらべて皮脂を洗い流す力が強いので、顔にかかると必要以上に皮脂を落として肌トラブルを招きます。髪をすすぐときはなるべく顔にかからないようにし、髪の後ろへ流しましょう。メイク落としや洗顔はシャンプー後にするのがおすすめです。または、額の生え際など髪と顔の境目に保湿クリームをぬって保護したり、大人用のシャンプーハットを使用するとよいでしょう。

トリートメント、コンディショナー、ヘアマスクは役割を知って使い分けて

トリートメントやコンディショナーは、傷んだ髪のためのものなので、「頭深部リンパマッサージ」によって健康的な髪が生えてきたなら、絶対に使わなくてはならないというものではありません。ただし、健康な髪が生えそろうには時間がかかる場合があるので、それまでは今生えている髪を大切にしなければなりません。トリートメントは傷んだ髪の内側に浸透する補正を、コンディショナーは髪表面の摩擦を減らして汚れをつきにくくするためのもの。ヘアパックやヘアマスクと呼ばれるものは、トリートメントの一種ですが高濃度の成分が入っていることがあり、傷みのひどい部分を集中的にケアするのが目的。週に1回程度使うのが適しています。ただ、細毛の人は油分が多いヘアパック等は髪のボリュームが出にくくなります。基本はシャンプー＋トリートメントで十分です。

シャンプー	頭皮の汗、フケ、汚れなどを落とすため毎日使用する。
トリートメント	髪内部に油分などを補い補修。シャンプー後、使用する。
コンディショナー	髪の表面の摩擦を減らしキューティクルを守る。週に1～2回程度、トリートメントのあとに追加で使用するのがおすすめ。
ヘアパック・ヘアマスク	髪の傷みが激しいときにふだんのトリートメントの代わりに使用する。

洗い流さないトリートメント（アウトバストリートメント）は髪の保湿のために習慣化を

洗い流すトリートメントは、インバストリートメントと呼ばれ、濡れてキューティクルが開いたところに成分を入れます。それに対し、洗い流さないアウトバストリートメントはタオルドライ後につけてドライヤーの熱から髪を守ったり、朝のスタイリング時につけて紫外線や静電気対策などから髪を保護するために使います。どちらも併用すると、髪内側のたんぱく質や水分などを逃さず外のダメージからも守ることができます。ただし、頭皮につくと毛穴を塞いでしまうため、髪の中間から毛先につけましょう。

ドライヤー編

ドライヤーは軽さが絶対条件!!

髪はとにかく「早く乾かす」が大切です。濡れて開いたキューティクルを閉じ、蒸れることでの雑菌繁殖を防ぎます。販売されているドライヤーのほとんどは、しっかりとした風量があるので、安価なものでも構いません。ただ、「高温で早く乾く」ものは髪や頭皮にダメージが出てしまうことも。60度ほどに温度調整ができるものがよいでしょう。また、ドライヤーが重いと途中で手が疲れてしまい、しっかりと乾かないままでやめてしまうことがあるので、必ず持ってみて使いやすい重さ、できるだけ軽いドライヤーがおすすめです。高価なドライヤーには「マイナスイオン」などのヘアケア機能がついているものがあります。髪はプラスの静電気を帯電しやすいため、静電気で髪が広がったりします。そのため、マイナスイオンをあてると、中和されて静電気が抑えられたり、ほどよく水分が残って乾燥を防ぐ効果があります。よりドライヤー選びをこだわりたいなら、このような機能を選択肢に入れてもよいでしょう。

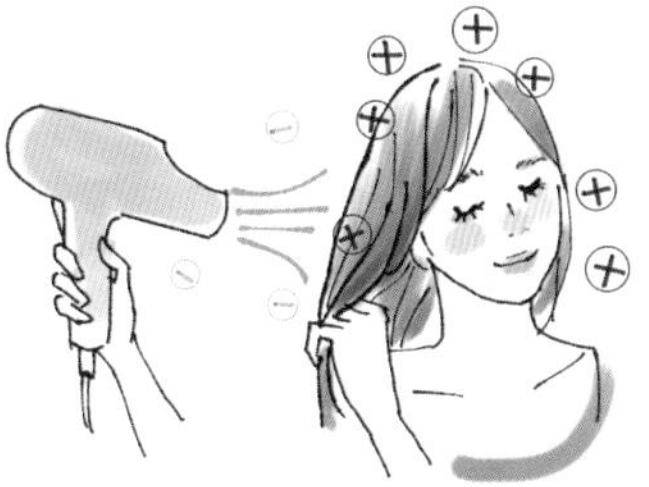

髪表面はプラスの電気を帯びています。適度な湿度があると静電気が空気中の水分に流れて自然に放電します。しかし、乾燥していると静電気が逃げ場を失い、帯電しやすくなります。マイナスイオン搭載のものだとこれを中和します。

ヘアアイロンやコテは160度以下で髪をとかすスピードで

高温と摩擦は髪に大きなダメージを与えます。ヘアアイロンやコテは挟んでスライドして使うため、両方のダメージが加わり、髪のためには極力使わないほうがいいです。使うときには、傷みを軽減するために、使用前に洗い流さないトリートメントを髪につけるようにしましょう。また、温度は160度以下に設定し、髪をスライドさせるときには、強く引っ張らず、髪をとかすスピードで行って。また、濡れてキューティクルの開いた髪にヘアアイロンやコテをあてるとダメージがより大きいので、必ず乾いた髪に行います。

パドルブラシで髪だけでなく頭皮にも効かせる

ヘアブラシは髪表面のホコリなどの汚れを落とし、絡まりをほぐす役割があります。髪は日常生活の中で摩擦が起こったり濡れたりするとキューティクルが開いてしまうことがありますが、くしを通すことでめくれたキューティクルを整えて閉じやすくします。

1日に3回はブラッシングをしましょう。毎日やるのであれば髪だけでなく頭皮にもよい「パドルブラシ」がおすすめ。ブラシの先は通常のくしよりもコシがあり、頭皮をほどよく刺激して血行を促します。また、ブラシが大きく空気穴があいてクッション性があるため、頭皮の広い範囲を均一にブラッシングできます。

パドルブラシをメインに使うようにすればこまめに頭皮に刺激を与えることができておすすめです。

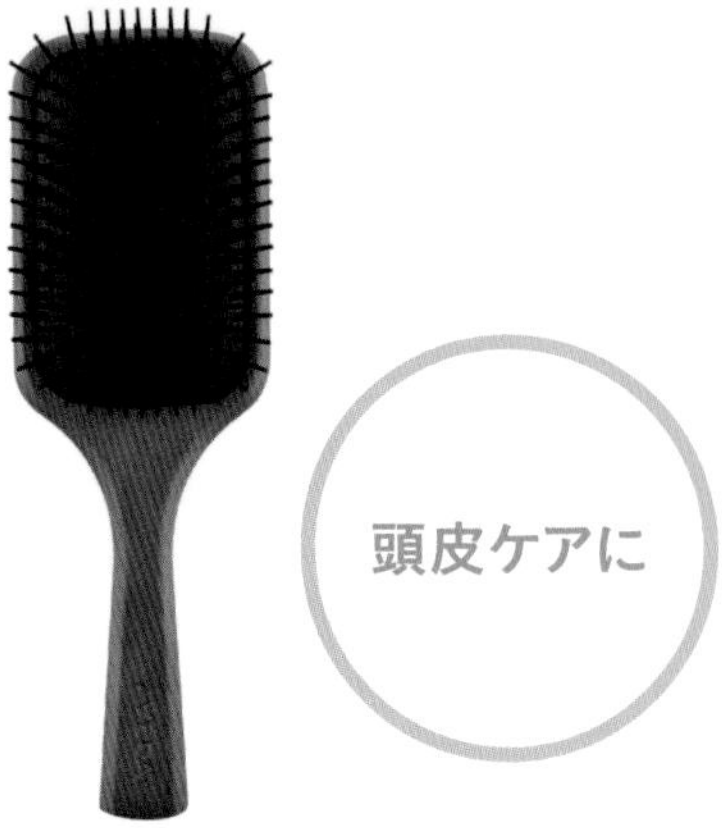

AVEDA パドル ブラシ

髪や頭皮を傷つけずに心地よいとき心地。絡まりやすい髪もほどきやすいデザイン。／AVEDA

静電気が気になるなら獣毛のブラシで落ち着かせて

髪に静電気が起こると、切れ毛や抜け毛などのダメージを与えます。天然の毛である獣毛には適度な油分が含まれているため、静電気が起こりにくく、根元から毛先までツヤよくしあがります。獣毛には硬さのある猪毛とやわらかい豚毛の２種類があります。豚毛のほうが、頭皮や髪へのあたりがやさしいため、薄毛や細毛で悩んでいるなら豚毛を選びましょう。

スカルプシャンプーは頭皮のかゆみやにおいを抑える

スカルプシャンプーは頭皮（スカルプ）を健康に保つことを目的にしたシャンプーです。頭皮の皮脂腺は体の中でも一番大きいので、皮脂がたくさん分泌されますが、多すぎると毛穴がつまりったりべたつきが起こります。逆に少なすぎると、乾燥やフケが発生します。スカルプシャンプーは通常のシャンプーよりも皮脂を落としすぎず、保湿成分も含まれているので、肌荒れを防ぐことができます。また、かゆみを防いだり、においを抑えたりする成分も含まれていて、頭皮の環境を整え、髪が生えやすい状態へと導きます。ただし、頭皮に炎症がある場合には、シャンプーでは解決できないこともあるので、皮ふ科を受診するようにしましょう。

育毛剤は髪を生やすものではない

育毛剤は医薬部外品でドラッグストアなどで購入ができます。毛《もう》母《ぼ》細《さい》胞《ぼう》を活性化し、血行をよくする育毛成分が含まれていて、細い髪を太くする効果が期待できます。使う場合は、男性と女性では薄毛の原因が異なるため必ず女性向けの商品を選びましょう。ただし、育毛剤は髪を生やすためのものではありません。本書で頭皮環境がよくなれば十分です。薄毛の進行がかなり気になる場合は、皮ふ科の医師など専門家に相談する方法もあります。

育毛剤に含まれる有効成分

血行を促進させ、毛母細胞を活性化させる成分が含まれています。
センブリエキス、グリチルリチン酸、酢酸トコフェロール、パントテニルエチルエーテル、ピロクトンオラミン、セファランチン、フルボ酸、リデンシル
上記のうち、少なくとも2つが配合されているものがおすすめです。

ボリュームアップを叶える 毎日のブローテクニック

朝のブローで、ボリュームを出す方法を知っておくと、薄毛が目立たなくなり便利です。左のイラストを参考にやってみてください。朝、ブローする時間がないという場合は、夜に髪を洗ってタオルドライしたあと、ドライヤーで髪を乾かすときに、指のはらで頭頂部に髪を寄せるようにしながらかけるとよいでしょう。起床時に髪が立ち上がり、分け目や薄毛が目立ちにくくなります。また、生え際が薄い場合は、前髪を厚めにカットしたり、長い前髪を斜めに流したりするのもおすすめです。

朝のブロー時に ボリュームを出す方法

1. **前髪と頭頂部に霧吹きで水をかけて頭皮を濡らす。**

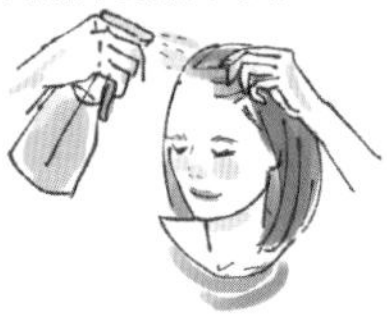

2. **いつもの分け目とは反対方向へ髪を持ち上げ、ドライヤーで温風をあてる。**

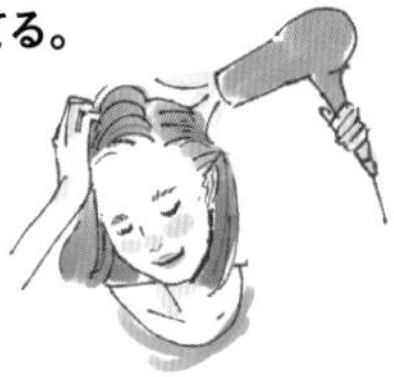

3. **分け目をあまりつくらないようにし、コームの裏の尖った部分でジグザグにしてぼかす。**

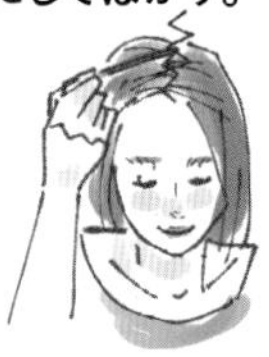

薄毛が目立たなくなる ヘアアレンジ

ヘアアレンジで分け目や薄毛を隠す方法もあります。ハーフアップにすると、頭頂部が目立ちにくくなります。両サイドの髪と頭頂部の髪を、頭頂部で合わせて結びます。きつく結ぶと頭皮に負担がかかるので、ゆるめにふんわりと結ぶようにしましょう。さらに、少し毛を引き出すとおしゃれな印象になります。

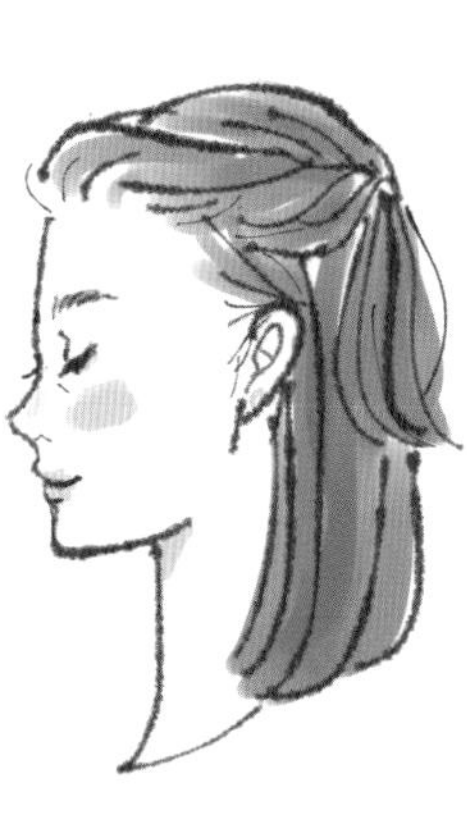

ホームヘアカラーはどうしてもというときだけにして！

市販のホームヘアカラーは漂白剤と同じ成分の脱色剤が含まれています。髪のキューティクルをはがして開いた隙間に色を入れて染めているため、しっかりと染まりますが、髪が傷み、ツヤが失われてごわつきやすくなってしまいます。強い薬剤なので頭皮への負担もかかります。美容室であれば頭皮をケアしながら施術をしてもらえるため、できれば白髪染めは美容室で。自宅でホームカラーをする場合は、カラー剤を塗布したら規定の時間以上おかずにしっかりと頭皮から洗い流すようにしましょう。

頭皮や髪にやさしく、自宅で白髪染め効果を求めるなら、カラーシャンプーやカラートリートメント、ヘアマニキュアなどを活用してもよいでしょう。ヘアカラーのように脱色をしてから染めるのではなく、髪の外側から徐々に染めるしくみになっています。ヘアカラーのように即効性のある染まり方ではありませんが、毎日のシャンプーやトリートメントで徐々に色づいていくため、突然染めたという感じもなく、自然と目立たなくなっていきます。髪や頭皮をいたわる成分も入っているので、負担がかかりにくく、毎日の髪を洗う過程に白髪染めを組み込めるのでラク。また、ヘアマニキュアは、酸性塗料でマイナスの電荷を持ち、髪のたんぱく質のプラス部分とイオン結合するすることで髪が着色するしくみ。ヘアカラーのように脱色しないのでキューティクルは開かず、表面だけに色がつきます。ただし、ヘアカラーよりも色持ちしにくく、カラーシャンプーやトリートメントのほうがおすすめです。

肌が弱かったり、薬剤では頭皮が荒れるという人には、「ヘナ染め」もあります。草木染めと同じしくみで、化学染料を使わず、ヘナの葉を粉末にした天然の塗料。染めるのには時間がかかりますが、傷みは少なく、使い続けるとキューティクルが保護されてハリやコシが出る効果も期待できます。

毎日のお手入れ編

髪の日焼けは絶対ガード

体の中でも頭皮は一番紫外線を浴びやすい場所。紫外線は晴れの日だけでなく、くもりや雨の日でも降り注いでいます。また、夏の紫外線は短期間に強い刺激があるので気をつけていても、冬は油断しがち。肌や髪が乾燥しがちな冬はじわじわと降り注ぐ紫外線のダメージを受けやすくなっているので注意。外出時には1年中、日傘や帽子で紫外線をガードしましょう。日傘や帽子のUVカットは、使用頻度にもよりますが経年劣化により失われていくため、2～3年ほどで買い替えるようにしましょう。

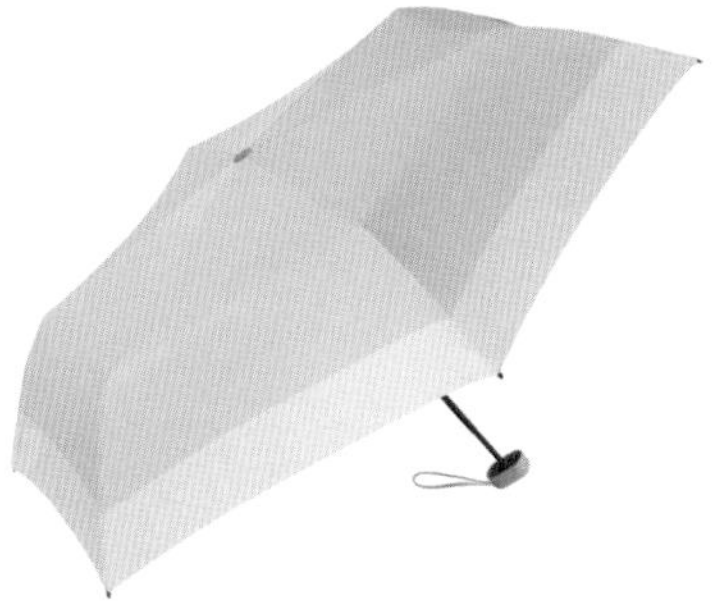

solshade ソルシェード

日傘には紫外線をすべて遮断することができないものも多いですが、こちらの商品は、遮光率100％で高UVカット。250gと軽いので持ち運びもラク。／大河商事

夏も冬もエアコンの室内は要注意！ダメージ大です！

髪へのダメージとなる乾燥、ホコリ、細菌、これらをすべて持ち合わせているのがエアコンです。職場などで、エアコンの風が頭に直接当たるようなら、座る位置を変えるようにしましょう。

生えてきた白髪は抜かずにカットして

「白髪を抜くと白髪が増える」には因果関係はありませんが、髪を引っ張って抜くと、毛根にダメージがかかって炎症を起こしたり、毛穴の形状が変わってその後生える髪にうねりが出たりと、悪影響ばかり。白髪がどうしても気になるなら根元からカットしましょう。また、生え際などとくに気になる範囲で白髪があるならば、白髪隠し用のマスカラが便利です。希望の色よりも少し暗めのカラーを選ぶとなじみます。

就寝時のダメージを減らすならヘアキャップを

髪への摩擦を減らすために就寝時のヘアキャップはおすすめです。ただし、コットンや合成繊維のものは頭皮が蒸れて雑菌の繁殖になるため、シルクのものを選んで。シルクは通気性がよいため蒸れません。また、髪によいアミノ酸が含まれていますし、頭皮の乾燥を防ぐ効果もあります。ヘアキャップのゴムが気になってしまう場合は、シルクのスカーフで枕を包み、枕カバーのようにするのもおすすめです。頭を動かしても気にならず、摩擦を防ぐことができます。

ロングヘアならゆるく結んで眠って

長い髪は軽く結んで寝たほうが摩擦を減らせます。シュシュなど締めつけのないゴムで結ぶようにしましょう。

帽子の蒸れもダメージになる

紫外線から頭皮や髪を守るために帽子をかぶるのは大切ですが、密着度が高いものや、長時間かぶりっぱなしだと、皮脂や汗で蒸れて毛穴のつまりの原因になります。通気性のよいメッシュ素材の帽子にしたり、定期的に被り直して空気がこもらないようにしましょう。

食生活や生活習慣でも「頭皮によい」を意識して

頭皮や髪はたんぱく質からできているため、豆類や肉、魚などのたんぱく質を多く含む食品をとりましょう。緑黄色野菜に含まれるビタミンやミネラルも大切。栄養バランスのとれた食生活を意識しましょう。砂糖の多い甘い食べ物や脂っこい食品は血流を悪くするため、とりすぎると頭皮環境が悪くなります。

また、たばこには末梢血管を収縮する作用があり、頭に広がる細い血管の血液の流れを悪くし、毛がつくられるのを阻害してしまうのでやめましょう。

COLUMN

健康的な髪のキープのために

美容室のタイミングを見直そう

日本人の髪は1か月で1〜1.2cmほど伸びるといわれています。ショートなら1.5か月に1回、ミディアム以上なら3か月に1回ほどのペースで美容室に行き、白髪が気になる場合は3週間に一度伸びたところだけ染めるリタッチを行うのが理想的です。染めるほど頭皮や髪は傷みます。なるべく、リタッチをメインにして、毎回全体を染めるというのは避けましょう。

美容室を選ぶときには、頭皮や髪質、髪のダメージ具合をみて自分に合ったカラー剤を提案し、施術をしてくれるところを選びましょう。また、スカルプメニューがあるところもおすすめです。スカルプケアとは、頭皮の毛穴の汚れを取り除いたり、血流を促すヘッドスパなど頭皮環境をよくするための施術です。ヘアケアマイスターというヘアケアの知識があり毛髪診断や施術、アドバイスが的確にできる資格を持っている美容師がいると、悩みに親身に寄り添ってもらえます。

頭皮や薄毛の悩みはデリケートなことで相談しにくいかもしれませんが、どんどん質問したほうが有益な提案をしてもらえます。

美容室を「髪を切ったり染める場所」から、「頭皮ケアやヘアケアをしてもらう場所」という意識に変化させることで、髪を健やかに保つことができます。

美容室・美容師選びのポイント

❶髪型だけでなく、髪質や頭皮の状態によって、シャンプー剤やトリートメント剤を選んでくれる。
❷シャンプー時、爪を立ててシャンプーをしない。頭皮までマッサージするようにしっかりシャンプーをしてくれる。
❸自宅でのシャンプーのやり方や、髪の乾かし方をきちんと教えてくれる。
❹季節に合った髪や頭皮のケアなども教えてくれる。

第4章

フェイス救済ケア

顔の細かな悩みも改善！

頭の奥の老廃物が排出され、血流がよくなると、自然と顔が引き上がってくるはずです。ここでは、「ほうれい線」や「目のシワ」など、気になるポイントから早く改善したい方におすすめのリンパマッサージを紹介します。

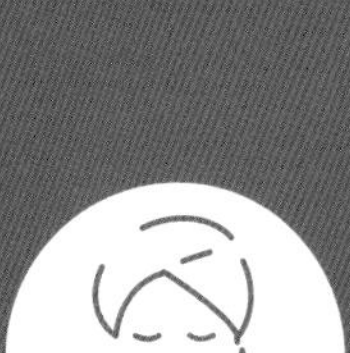

上がった顔をさらに−10歳若返らせる！

頭の奥に血流が巡り出した今が顔悩みを解消するチャンス！

頭深部リンパマッサージを行って、頭の血流やリンパの巡りがよくなってきたら、頭皮の環境がよい状態のうちに、フェイスケアをするのがおすすめです。頭にある前頭筋《ぜんとうきん》や側頭筋《そくとうきん》は顔の筋肉とつながっているため、自然と刺激を受けて血流がよくなってきます。

顔には30以上の筋肉があり、表情をつくりますが、加齢やふだん動かさないことで筋肉が衰えると、皮ふや脂肪の重みを支えられず、シワやたるみができます。また、毎日、長時間スマホやパソコンを見ることで、目や表情の筋肉を固定させることも血行不良を招き、くすみやたるみを助長させてしまいます。気になる部位のシワやたるみが、どの筋肉の衰えによるものなのかを確認して、そこを意識しながらフェイスケアを取り入れてみてください。

悩みに合った筋肉にアプローチ

前頭筋《ぜんとうきん》
眉やまぶたを引き上げる筋肉。考えごとやストレスでかたくなり、おでこのシワに。

眉毛下制筋《びもうかせいきん》
目の疲れなどでこりかたまると、目元がたるむ。

鼻根筋《びこんきん》
眉間にシワを寄せることが多いと、かたまり、眉間のシワが消えない。

皺眉筋《すうびきん》
眉間を寄せる動きをする筋肉。スマホなど目の疲れでこるとまぶたが下がる。

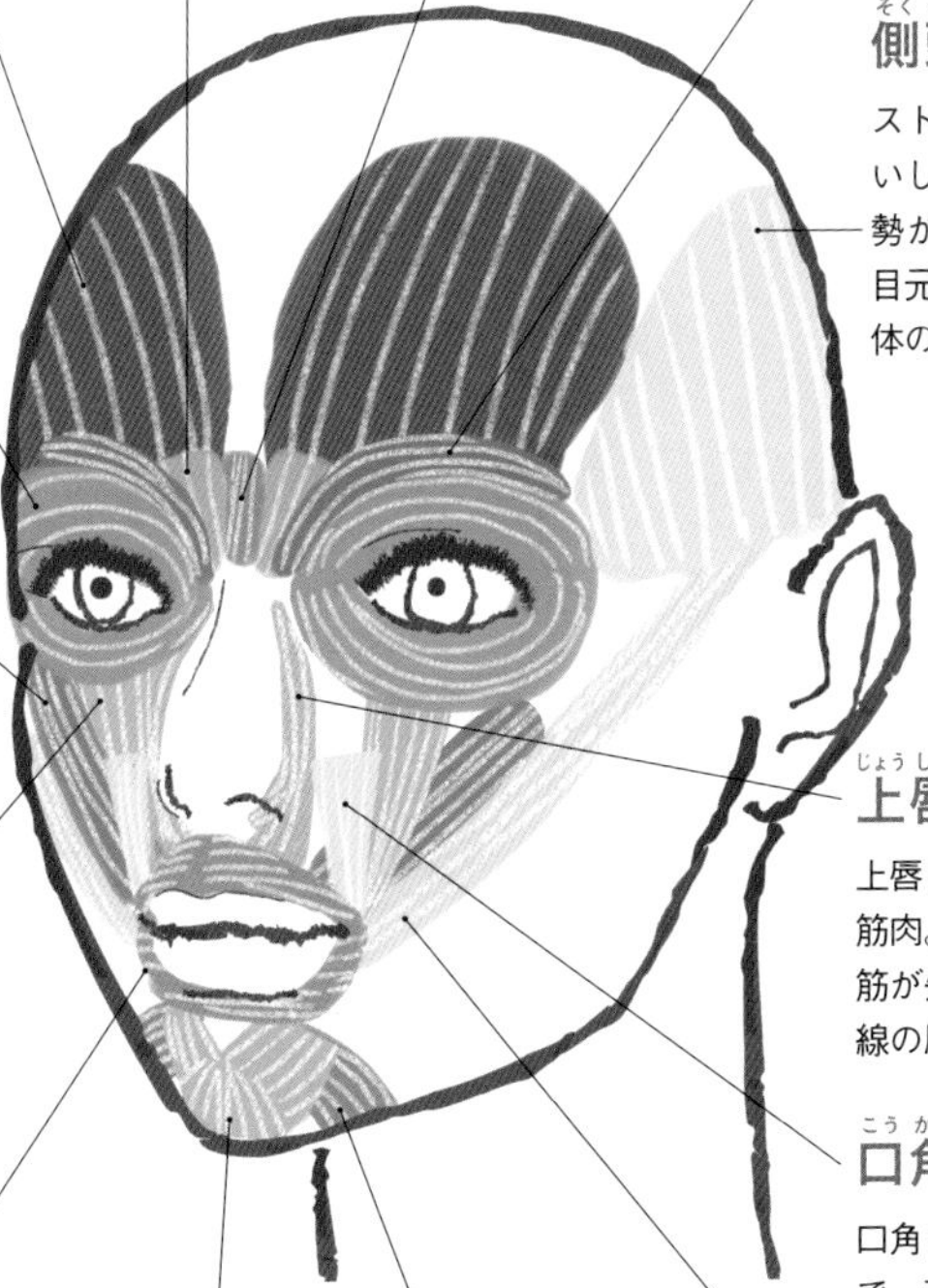

眼輪筋《がんりんきん》
睡眠不足や長時間のスマホでこりがち。細かいシワができる。

側頭筋《そくとうきん》
ストレスなどで食いしばったり、姿勢が悪いとこり、目元のシワや顔全体のたるみに。

小頬骨筋《しょうきょうこつきん》
上唇を上後方へ引く。こると頬がたるむ。

上唇鼻翼挙筋《じょうしんびよくきょきん》
上唇を上へ引き上げる筋肉。かたくなると鼻筋が失われてほうれい線の原因に。

上唇挙筋《じょうしんきょきん》
口角を上げる筋肉で、動きが少なくなると口元のたるみやほうれい線が出る。

口角挙筋《こうかくきょきん》
口角を引き上げる筋肉で、衰えると口角が下がりシワができる。

口輪筋《こうりんきん》
口を動かすことが少なくなると筋力が落ち、ほうれい線が目立つ。

オトガイ筋
噛み合わせが悪いことなどで筋肉がこると、あごのシワに影響。

下唇下制筋《かしんかせいきん》
下唇を下に引く筋肉で、こりかたまると口角が下がりシワを強調。

大頬骨筋《だいきょうこつきん》
笑顔をつくるときの筋肉。かたまると、顔全体がだるんと下がる。

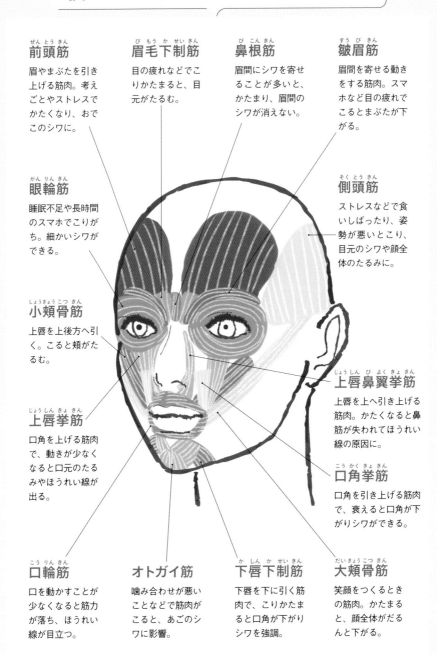

フェイス救済ケア①

ほうれい線・マリオネットラインが解消

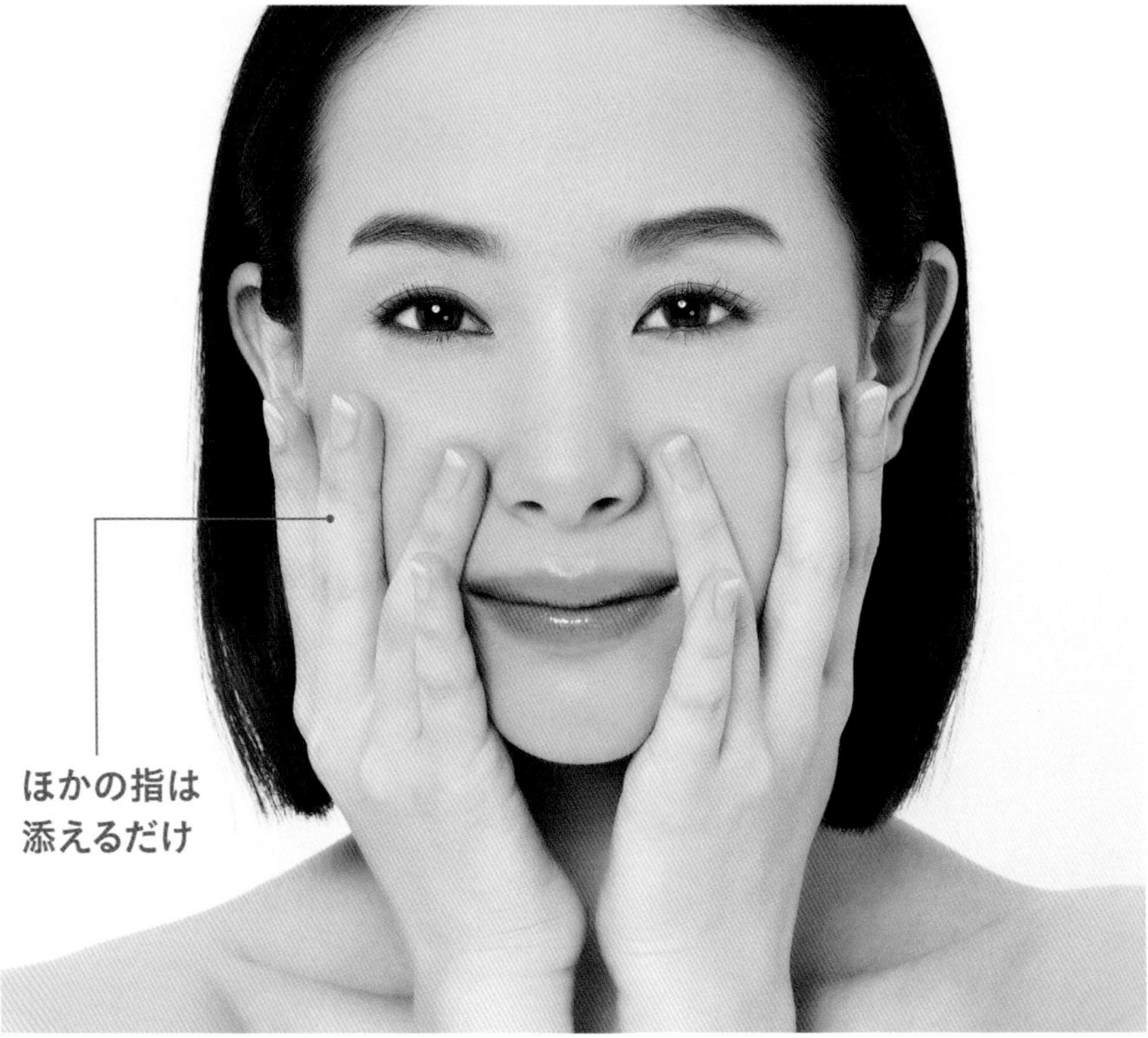

1 両手の薬指をほうれい線の上にあてる。

刺激する筋肉

口元には小さな筋肉が集まっています。ひとつひとつが弱く衰えやすいですが、少し刺激を加えることで鍛えることができます。口を動かすときに使う口輪筋や口角挙筋だけでなく、口元を引き上げる筋肉にも刺激を与えて効果を高めます。

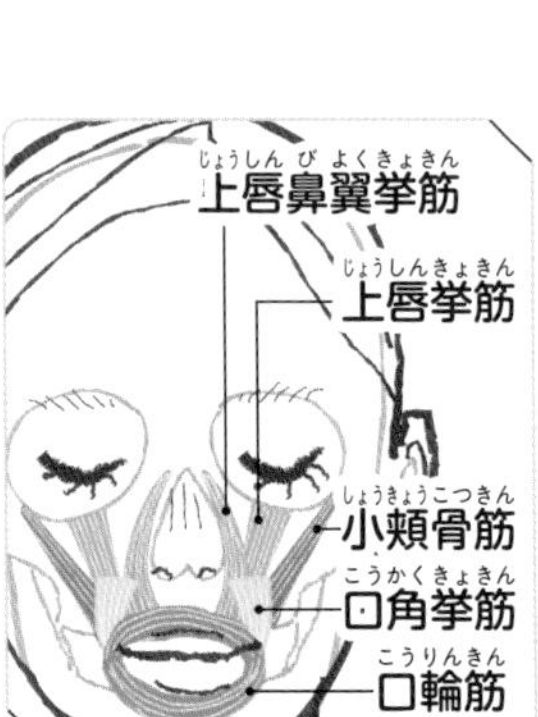

ほうれい線・マリオネットラインはなぜできる？

鼻の横から口角にかけてのほうれい線や、口角の両脇から下に入ってしまうマリオネットラインは、口輪筋や口角挙筋が衰えて起こります。猫背など姿勢の悪さで首の筋肉に引っ張られるのも原因です。

頭を下げる
指は力を入れない
お互いに押し合うイメージで
イー
3秒

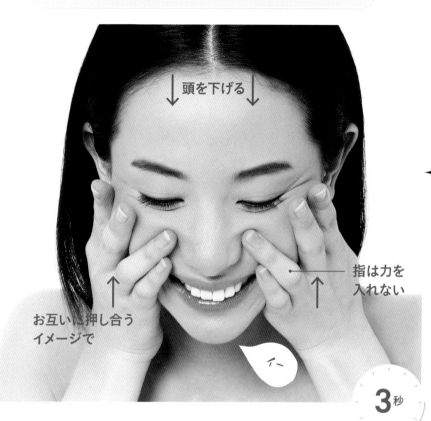

2 「イー」と言いながら頭を下げ、
薬指で軽く押しながら頬を上に引き上げる。
テーブルなどにひじを置くとより安定する。

フェイス救済ケア ②

梅干しシワを薄くする

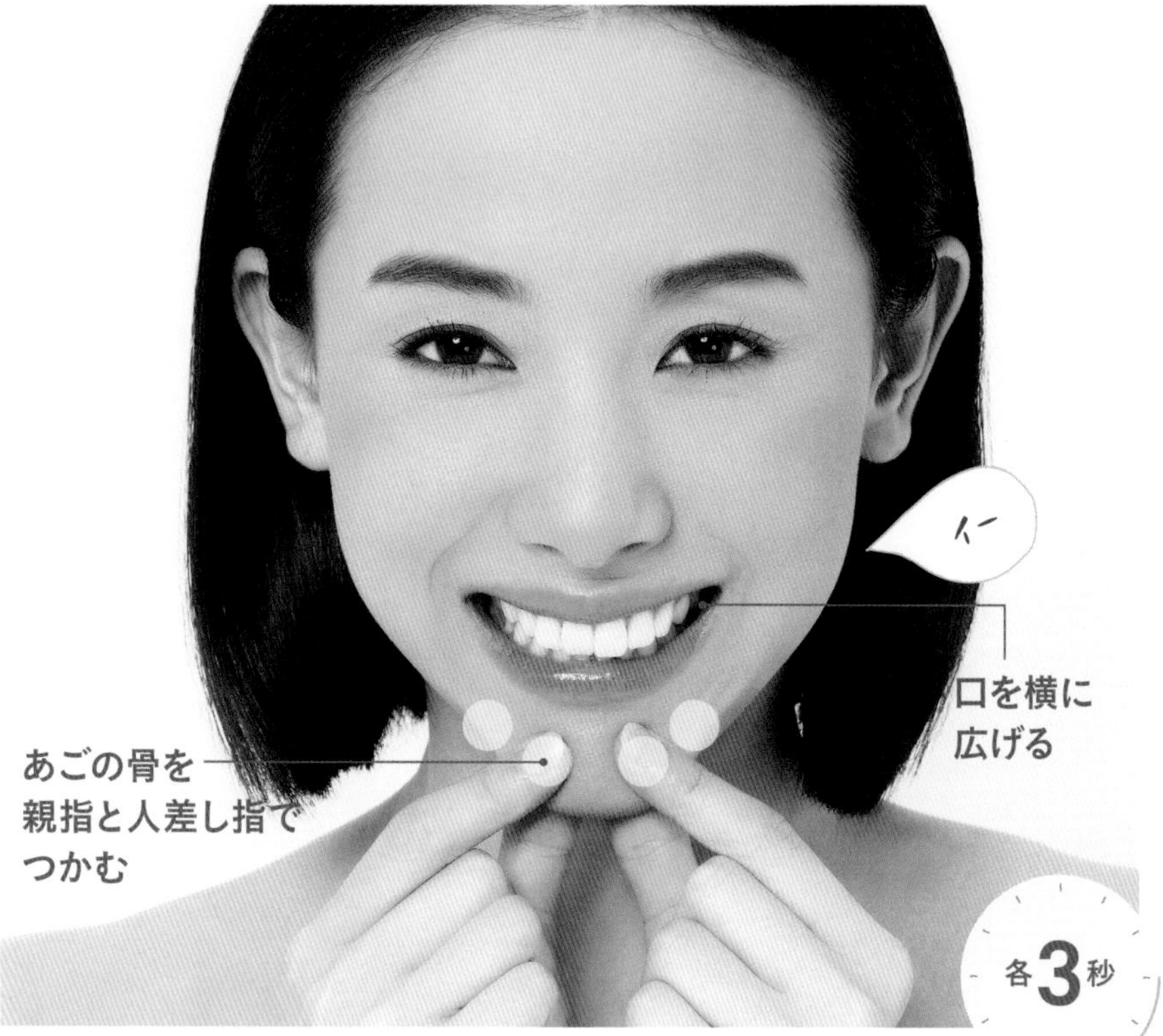
イー
口を横に
広げる
あごの骨を
親指と人差し指で
つかむ
各3秒

1 あご先をつまみ、「イー」と言いながら持ち上げて、３秒押す。指の位置を外側へずらし、同様に押す。

刺激する筋肉

オトガイ筋は下唇を下げる動き、下唇下制筋は下唇を斜め下へ引くときに動きます。２つの筋肉を刺激して緊張をゆるめることで、シワが薄くなります。

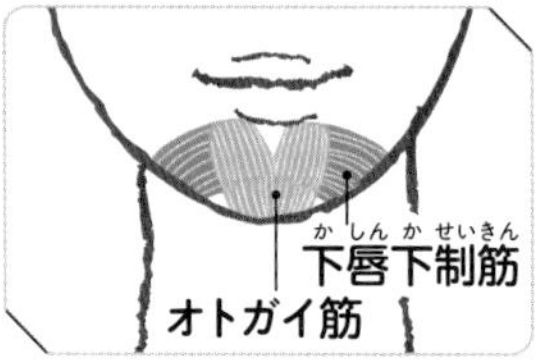
下《か》唇《しん》下《か》制《せい》筋《きん》
オトガイ筋

梅干しシワはなぜできる?

あごに出るボコボコとした梅干しシワは、オトガイ筋や下唇下制筋に無意識のうちに力を入れすぎているのが原因。筋肉の緊張が長年続いていると、シワが寄ったままの状態になってしまいます。

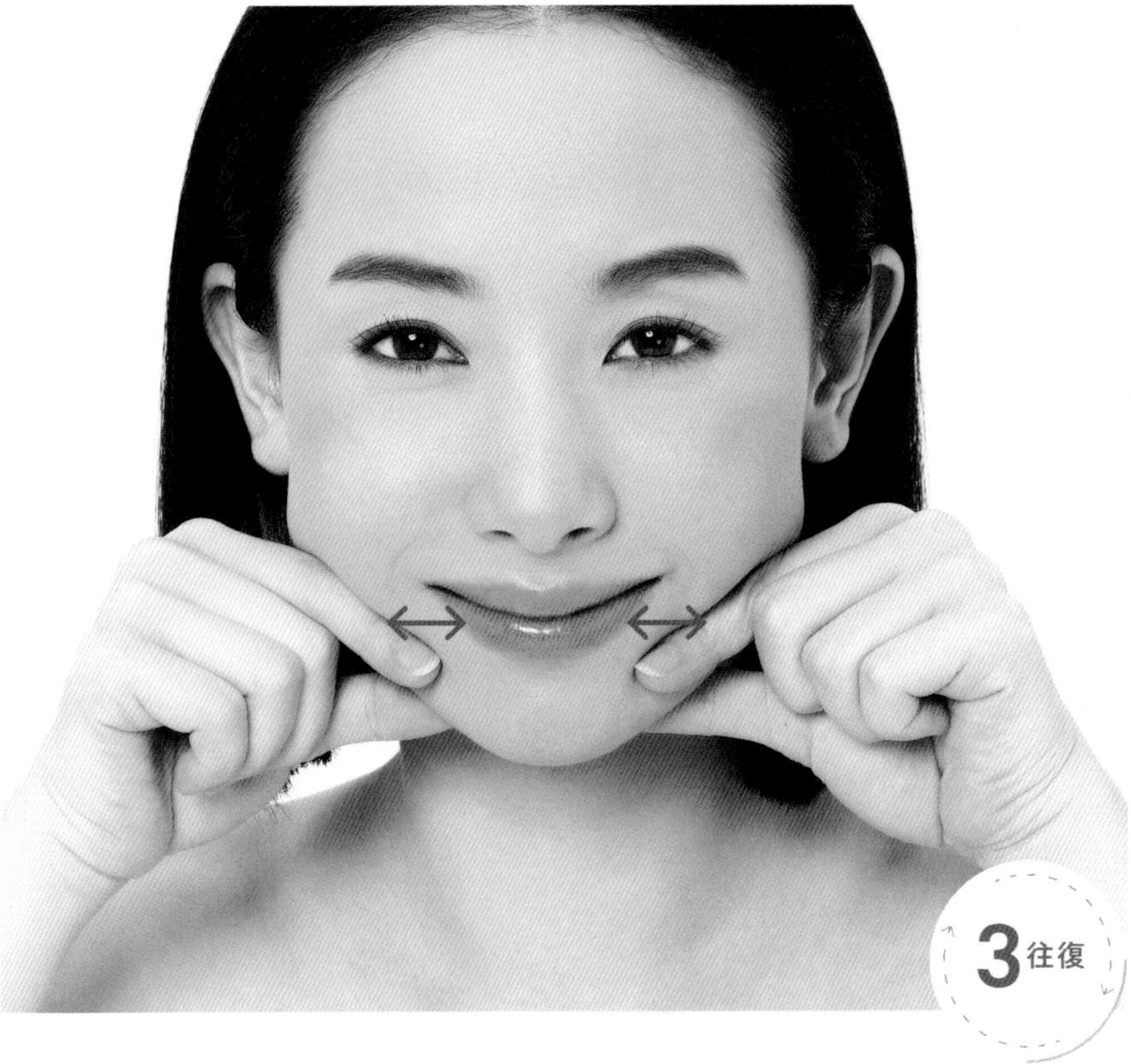

2 あごを親指と人差し指のはらでつまみ、左右に動かす。

フェイス救済ケア ③

ブルドッグ顔が引き上がる

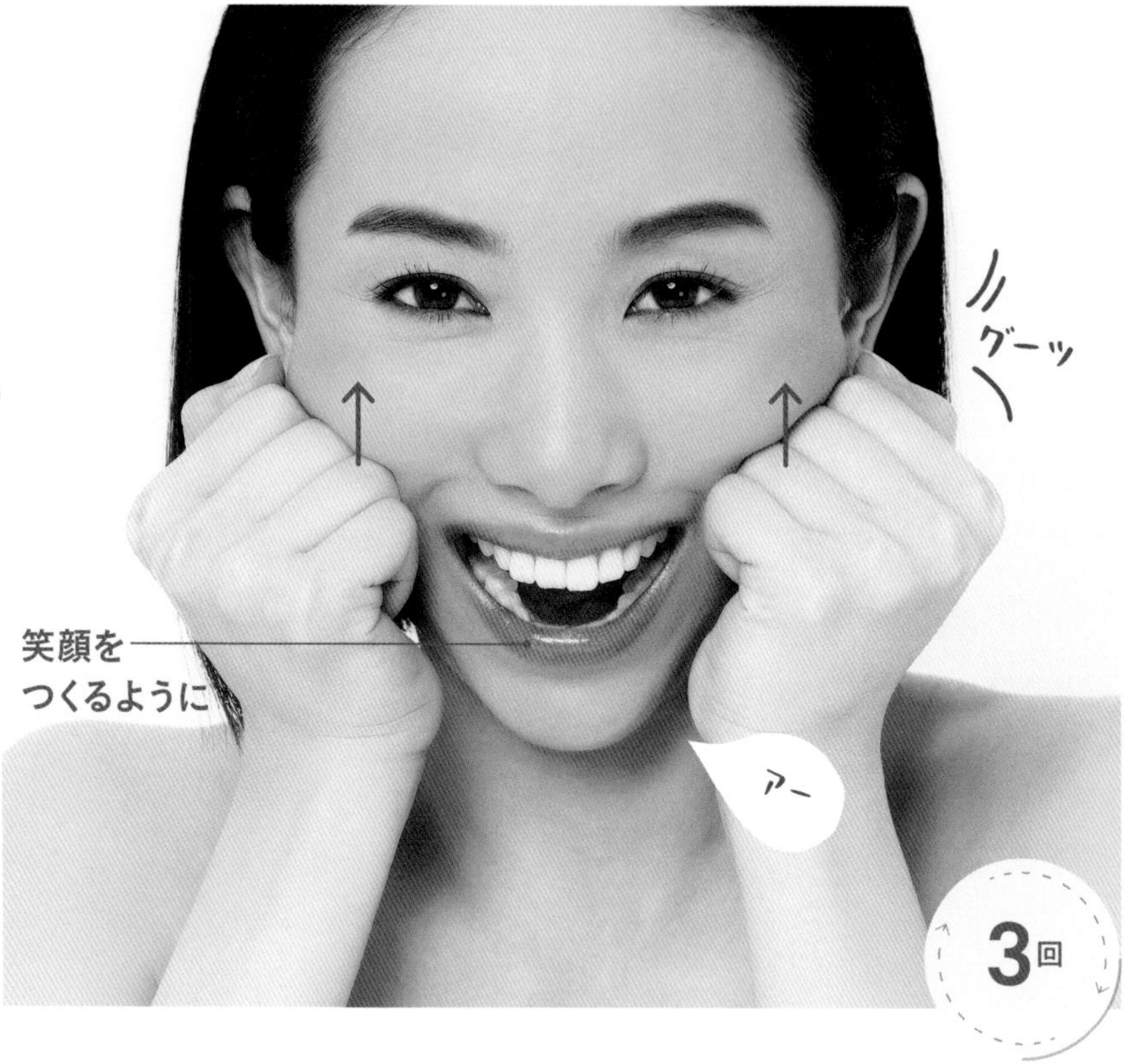
グーッ
笑顔を
つくるように
アー
3回

1 両手を軽く握り、口の端に小指があたるように置き、「アー」と言いながら頬を上げる。

刺激する筋肉

フェイスラインを引き上げているのは側頭筋と大頬骨筋の働き。この2つが衰えると顔全体がたるむので、圧をかけてほぐすと輪郭がはっきり出てシュッとします。

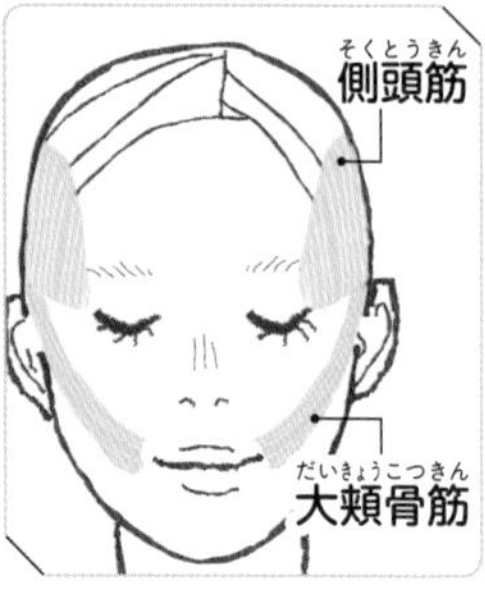
側頭筋《そくとうきん》
大頬骨筋《だいきょうこつきん》

ブルドック顔はなぜ起こる？

だるんと垂れ下がった顔つきになるのは、大頬骨筋が衰え頬を持ち上げられなくなったから。また、大頬骨筋は側頭筋とつながっているため、側頭筋がかたくなると大頬骨筋の動きも悪くなります。

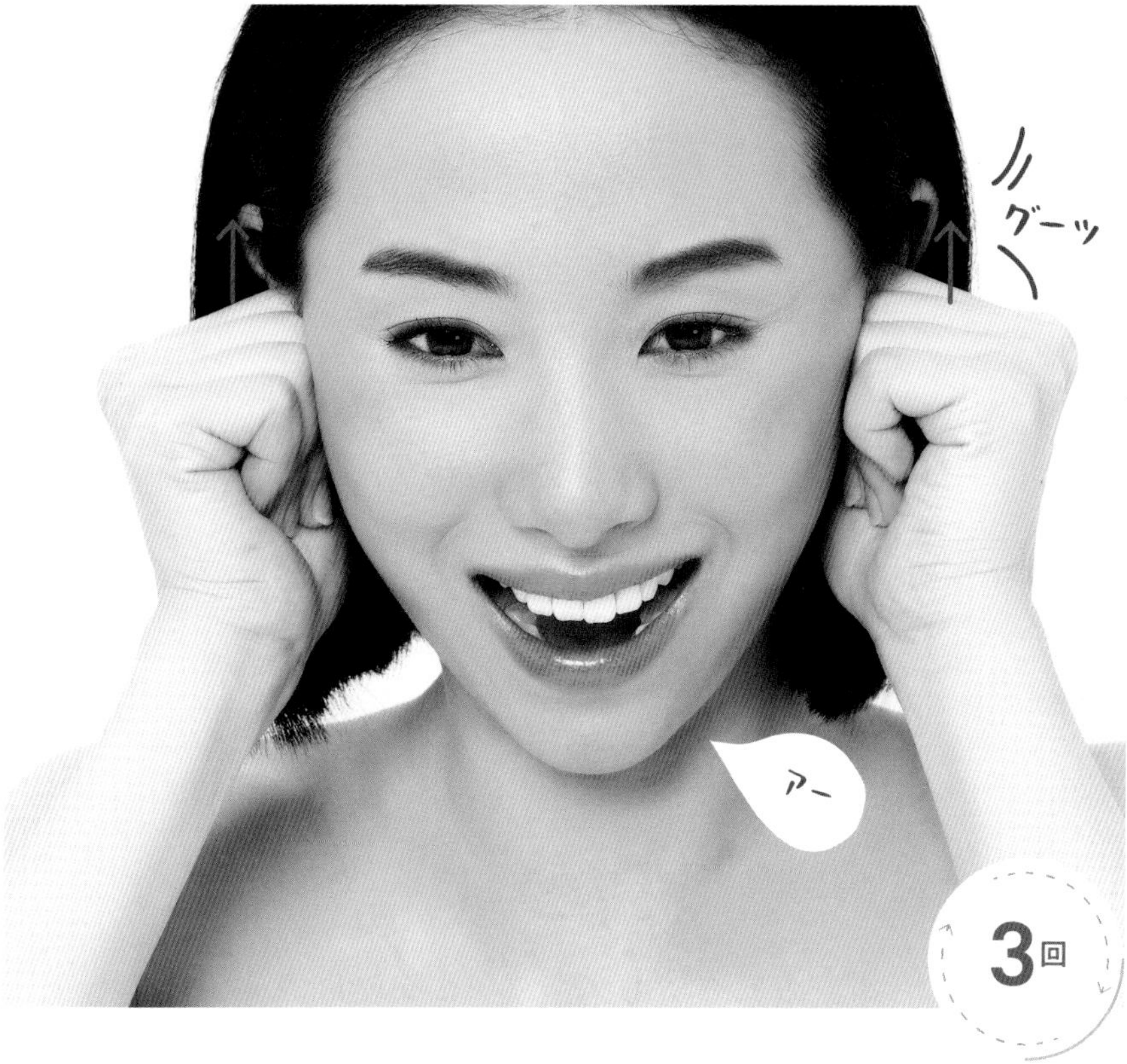

2 両手を耳の前へ移動させ、同様に行う。

4 フェイス救済ケア

フェイス救済ケア④

目のたるみ・シワを消す

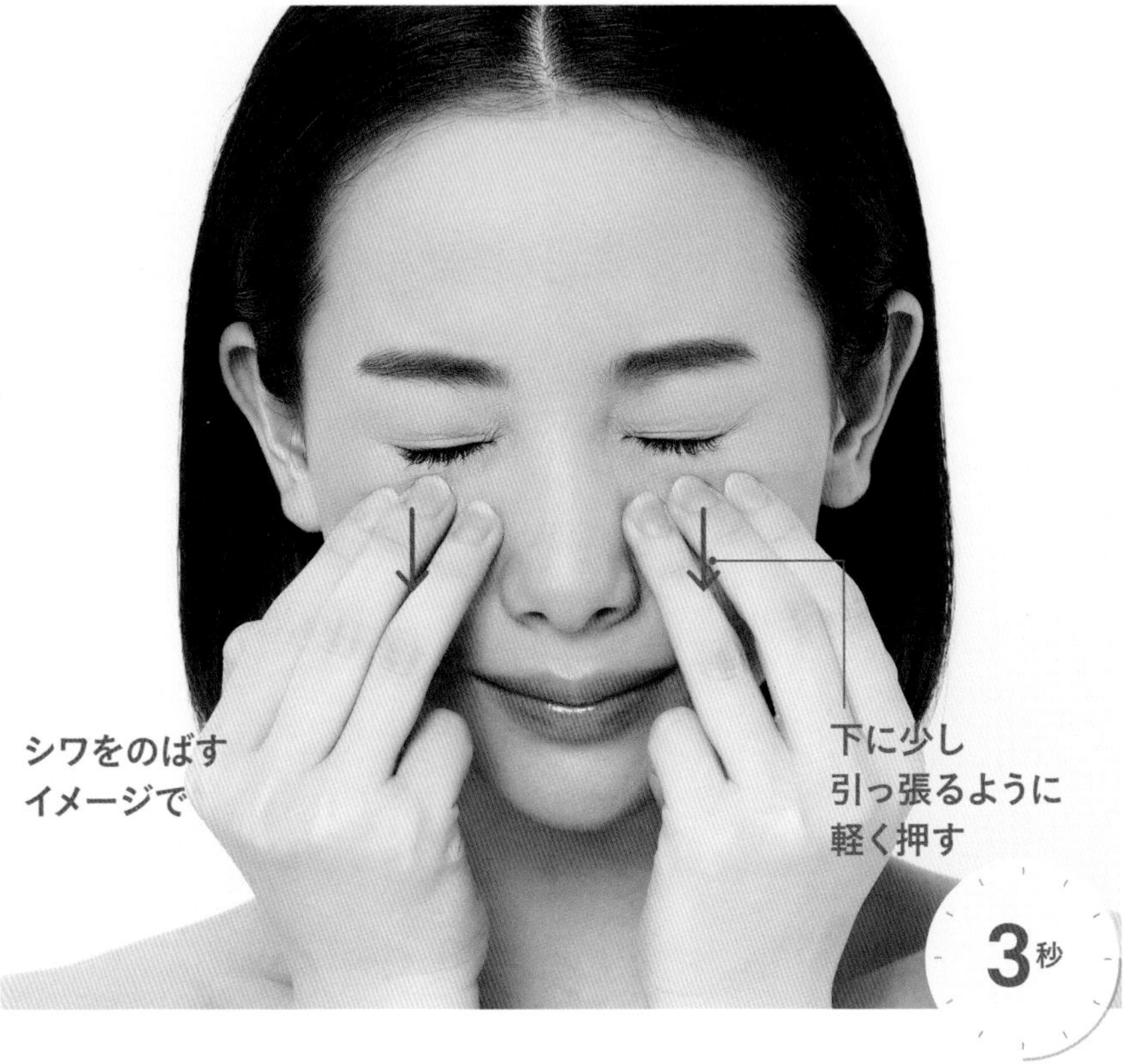
シワをのばす
イメージで
下に少し
引っ張るように
軽く押す
3秒

1 下まぶたに人差し指、中指、薬指をあて、指を下げるようにしながら目を閉じる。

刺激する筋肉

まぶたを開閉するときに使う眼輪筋は、目の疲れでこりがち。刺激して血流がよくなると、皮ふにハリが出てシワやたるみが減少します。

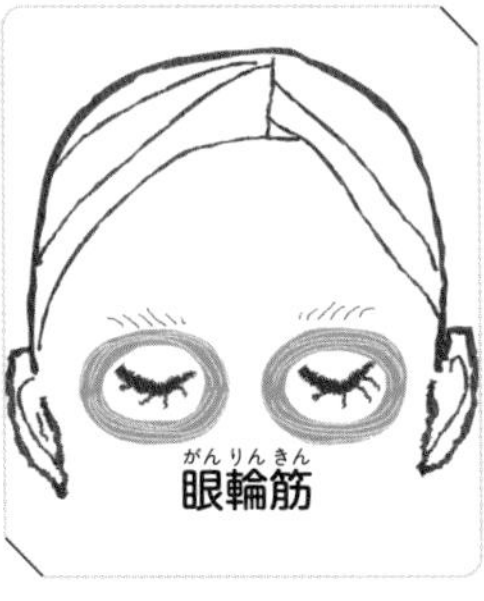
眼輪筋《がんりんきん》

目のたるみとシワはなぜ起こる？

スマホやPCなどによる眼精疲労は、眼輪筋を緊張させ血流を悪くします。血流が悪くなると皮ふはハリを失い目の下にたるみが出現。目元の皮ふは薄く、乾燥が進むとシワができやすくなります。

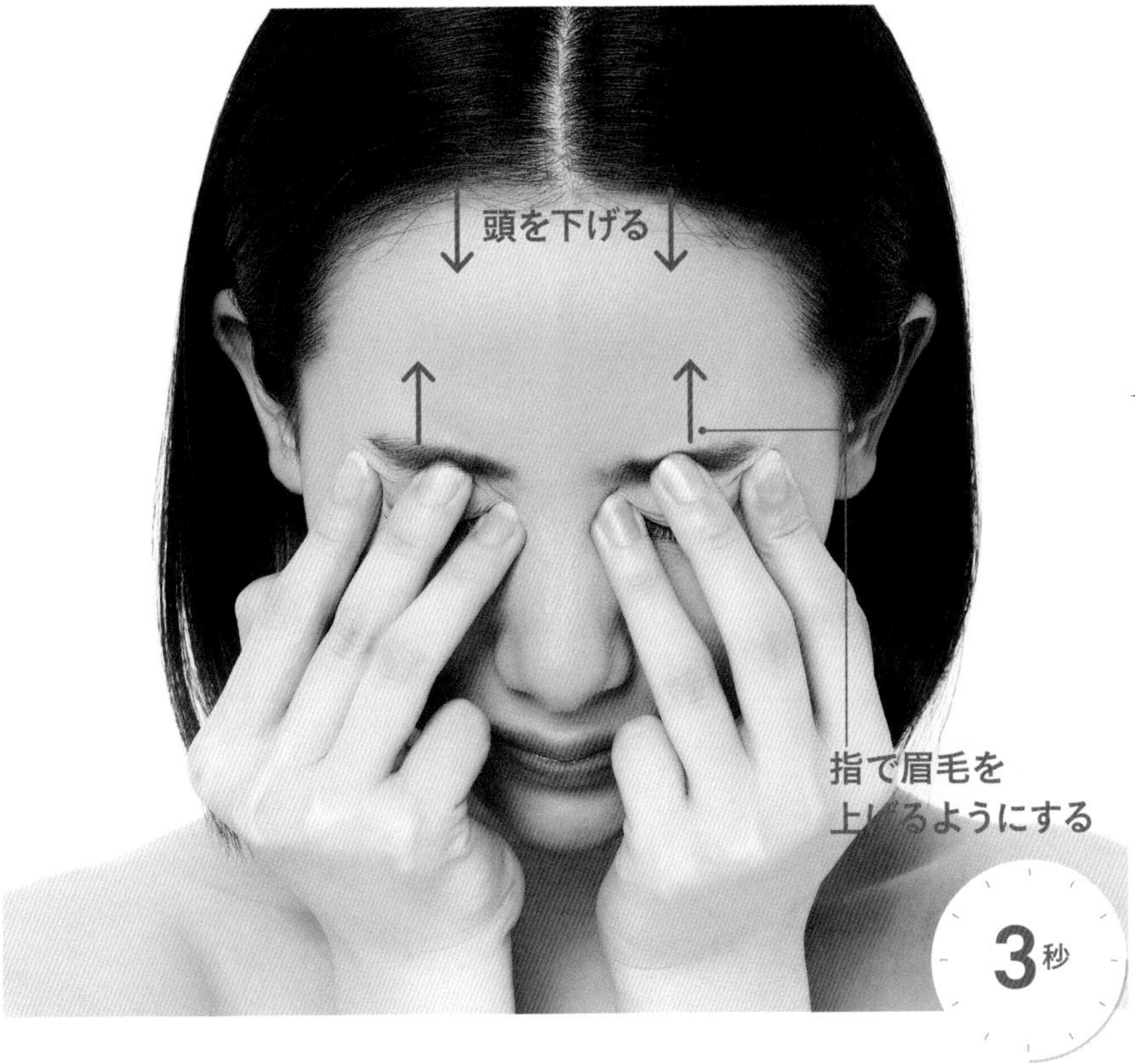

頭を下げる
指で眉毛を
上げるようにする
3秒

2 目を閉じたまま、上まぶたに人差し指、中指、薬指をあて、指を上げるようにしながら頭を下げる。

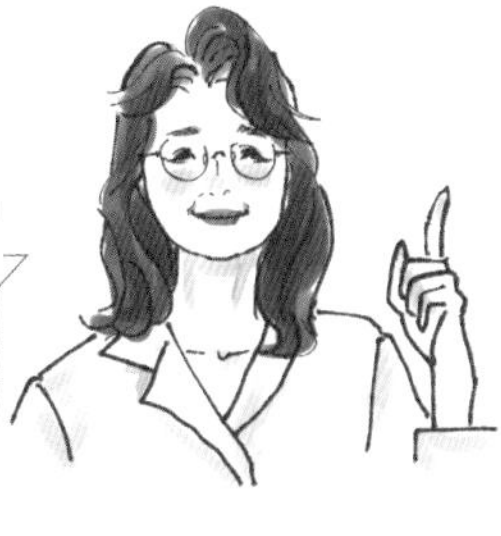

まぶたの動きと反対の
方向へ力を加えて、
たるんだまぶたを引き上げます

フェイス救済ケア ⑤

おでこのシワを取ってふっくらに

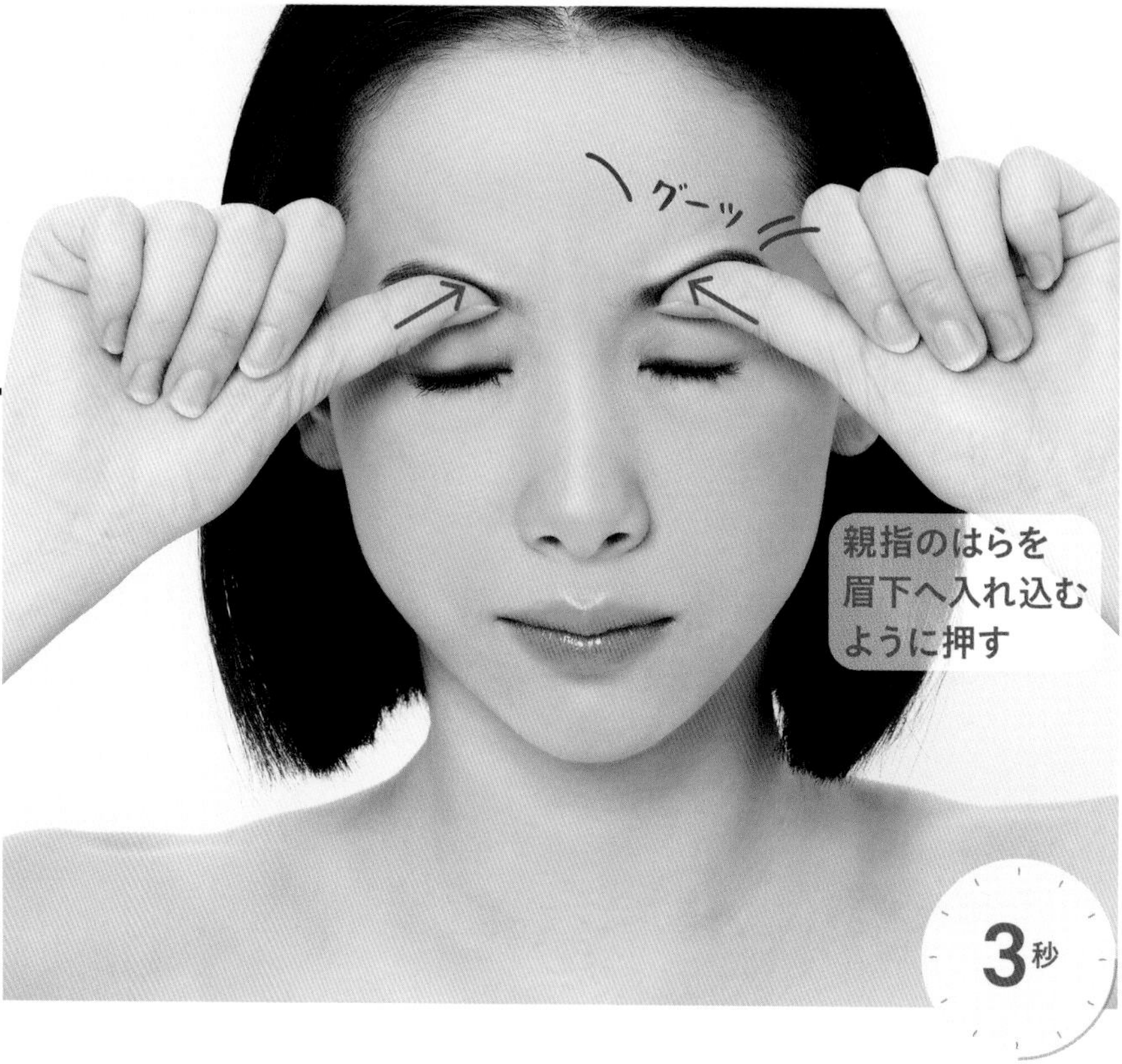
グーッ
親指のはらを眉下へ入れ込むように押す
3秒

1 両手の親指を眉頭の下にあて、ギュッと目を閉じる。

刺激する筋肉

額を覆う前頭筋や眉まわりにある小さな筋肉は、表情のクセでこりかたまりがち。下から上に向かって押すことで眉まわりの血流が促され、額がふっくらとします。

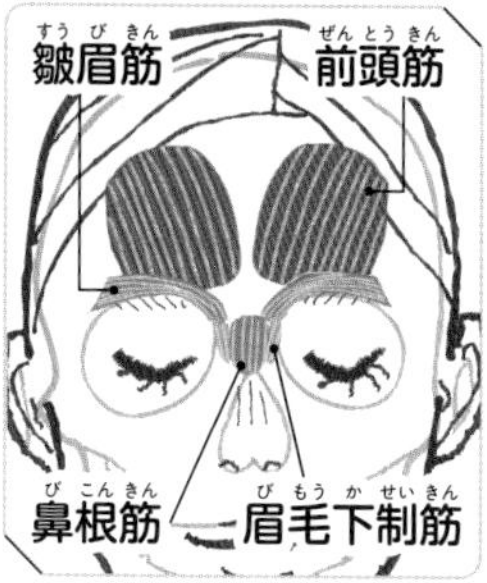
皺眉筋《すうびきん》
前頭筋《ぜんとうきん》
鼻根筋《びこんきん》
眉毛下制筋《びもうかせいきん》

おでこのシワはなぜ起こる?

額や眉毛を上げたり、目を見開くなどの表情のクセを長年続けていると、その動作を行う眉まわりの小さな筋肉がかたまり、シワが刻まれます。また、額の前頭筋の衰えも影響しています。

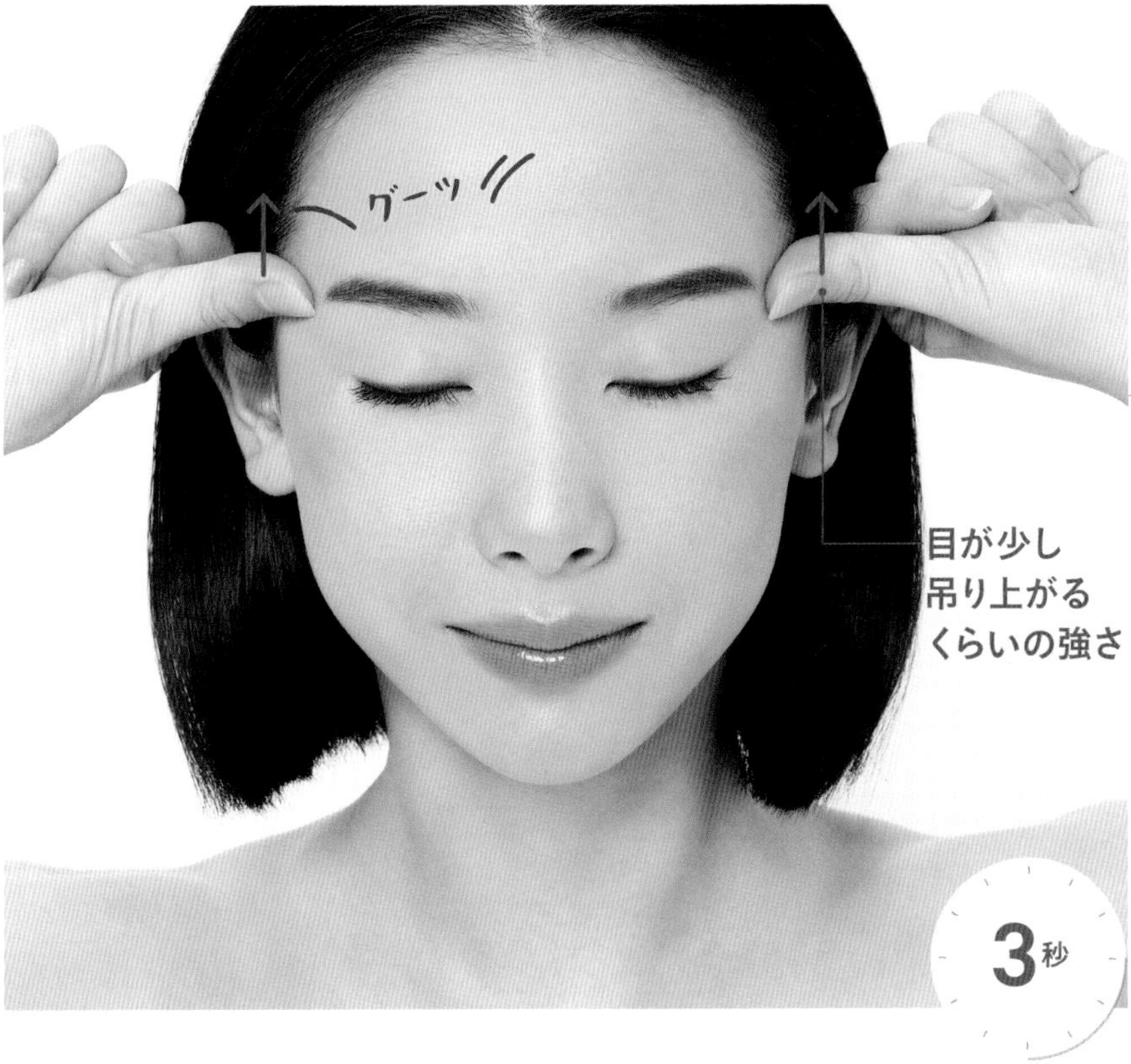

グーッ
目が少し
吊り上がる
くらいの強さ
3秒

2 親指を眉尻へ移動させ、上に向かって押す。

フェイス救済ケア ⑥

間延び顔をシャープに

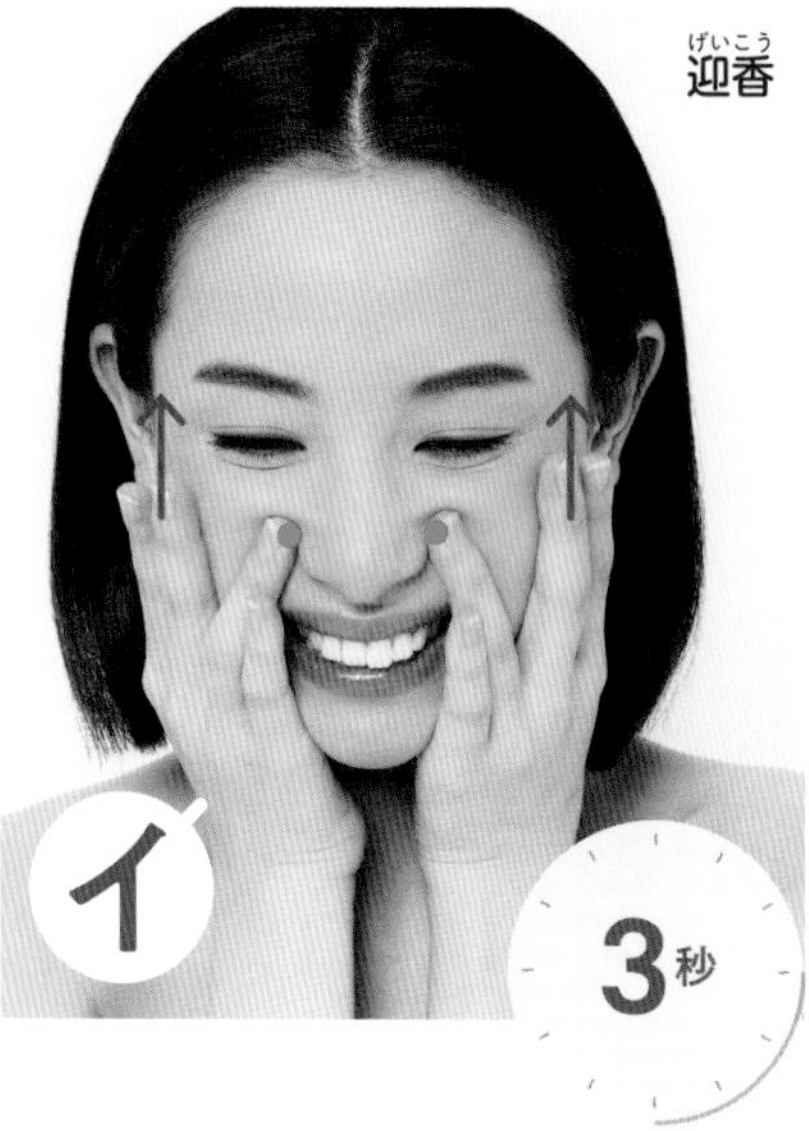
迎香《げいこう》
イ
3秒

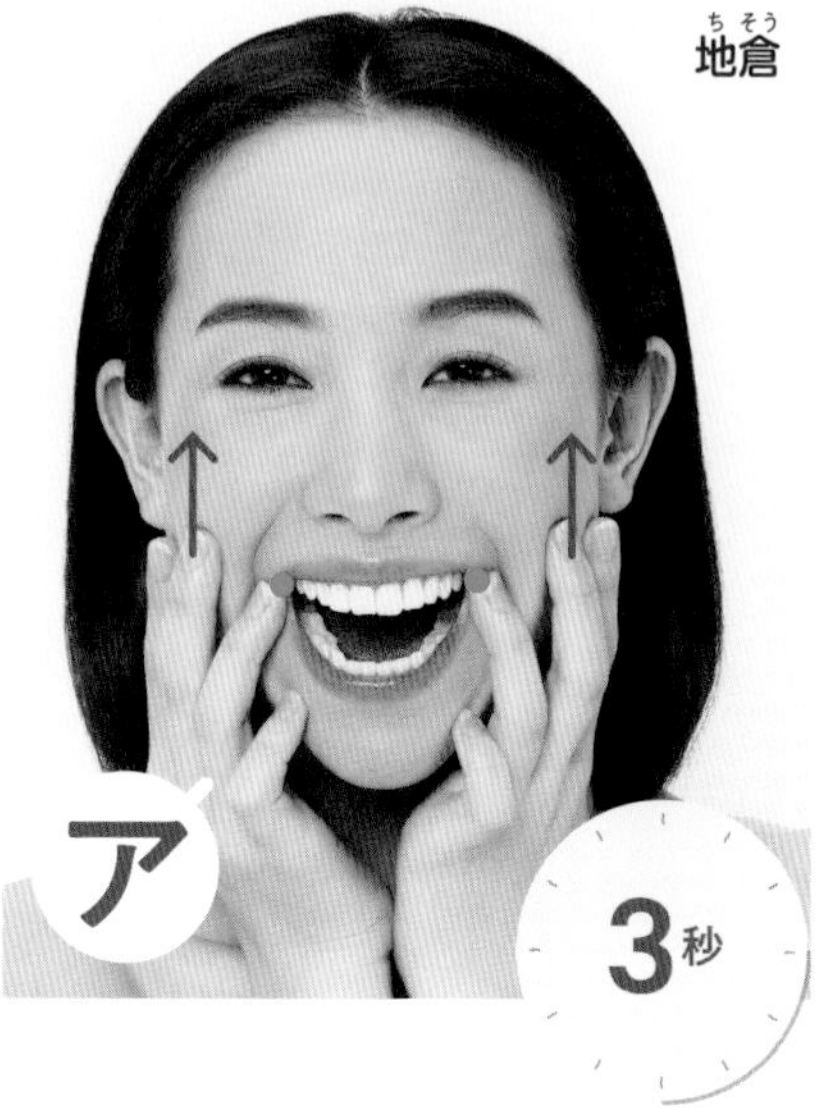
地倉《ちそう》
ア
3秒

1 両手の薬指をツボにあて、「アー」、「イー」と言いながら指を上向きに押す。

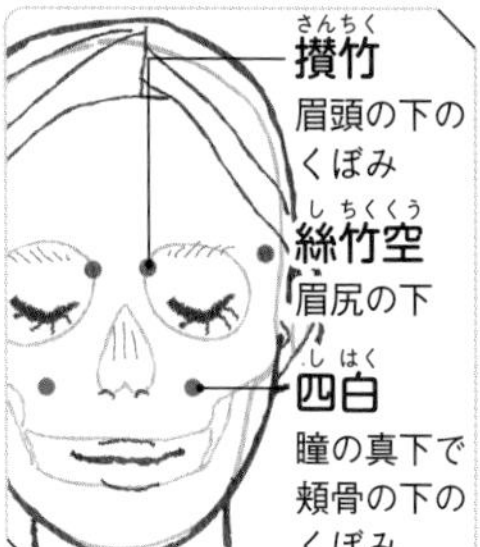
攢竹《さんちく》
眉頭の下のくぼみ
絲竹空《しちくくう》
眉尻の下
四白《しはく》
瞳の真下で頬骨の下のくぼみ

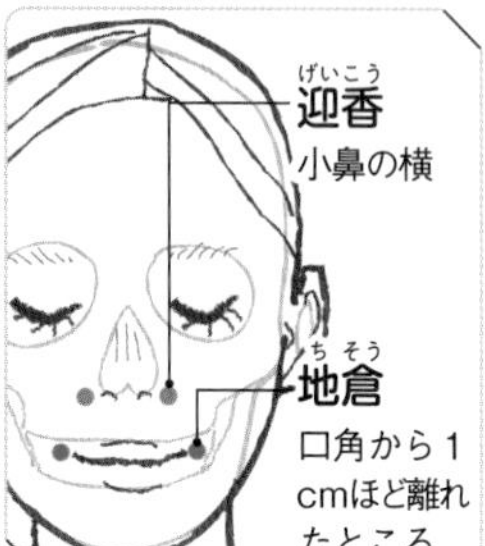
迎香《げいこう》
小鼻の横
地倉《ちそう》
口角から1cmほど離れたところ

ツボの位置

攢竹や絲竹空は目の疲れに、地倉と四白は顔のたるみに効果的。迎香は肌の血色をよくする効果があります。これらのツボを押すと細かな表情筋に刺激を与え、顔全体の血流がよくなり、顔が引き上がります。

間延び顔はなぜ起こる？

表情が乏しく表情筋を使っていないと血流が滞ったり、頬の皮ふが外側へ広がって下がり、間延びした印象になります。また、加齢にともなって皮ふのコラーゲンが減少し、ハリがなくなることも原因です。

絲竹空《しちくくう》

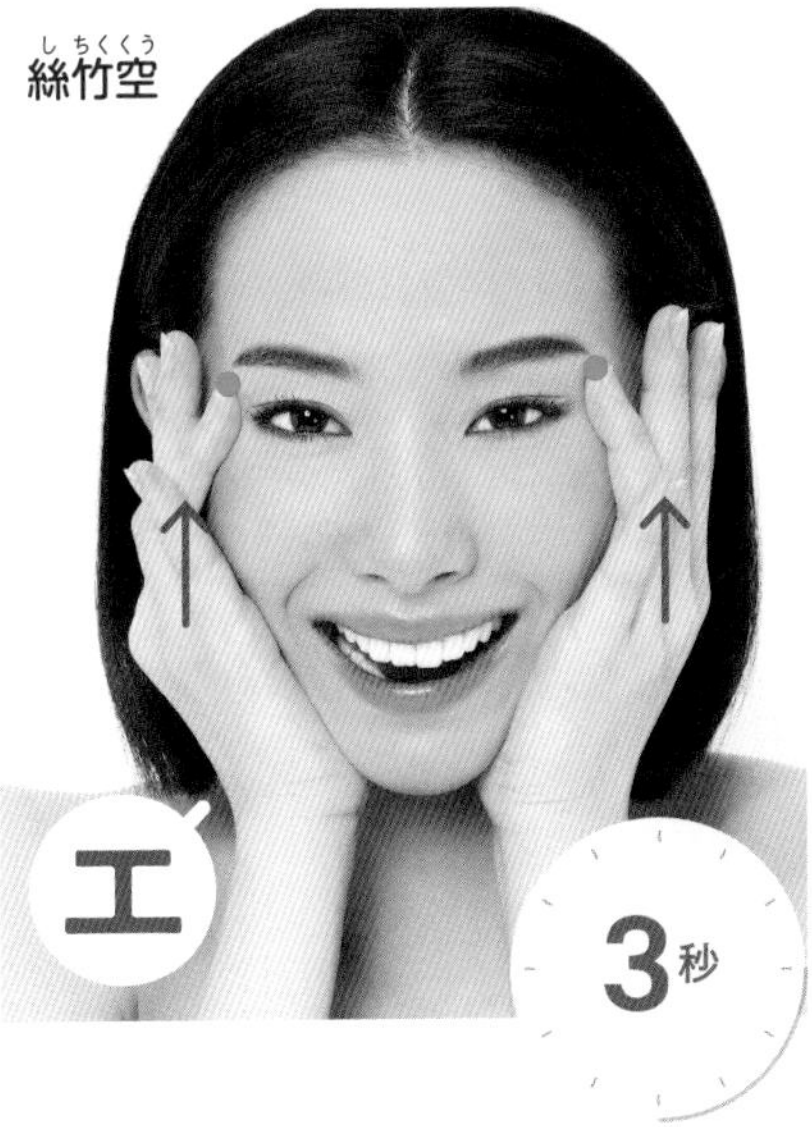

四白《しはく》

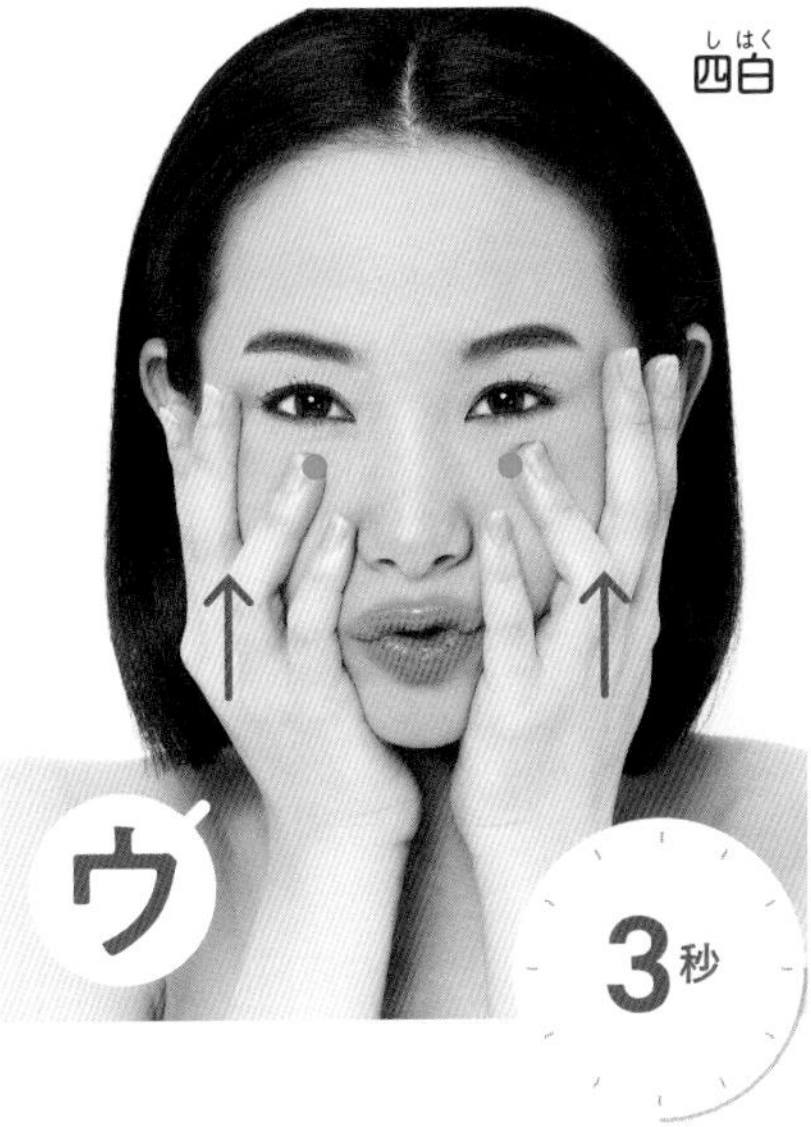

攢竹《さんちく》

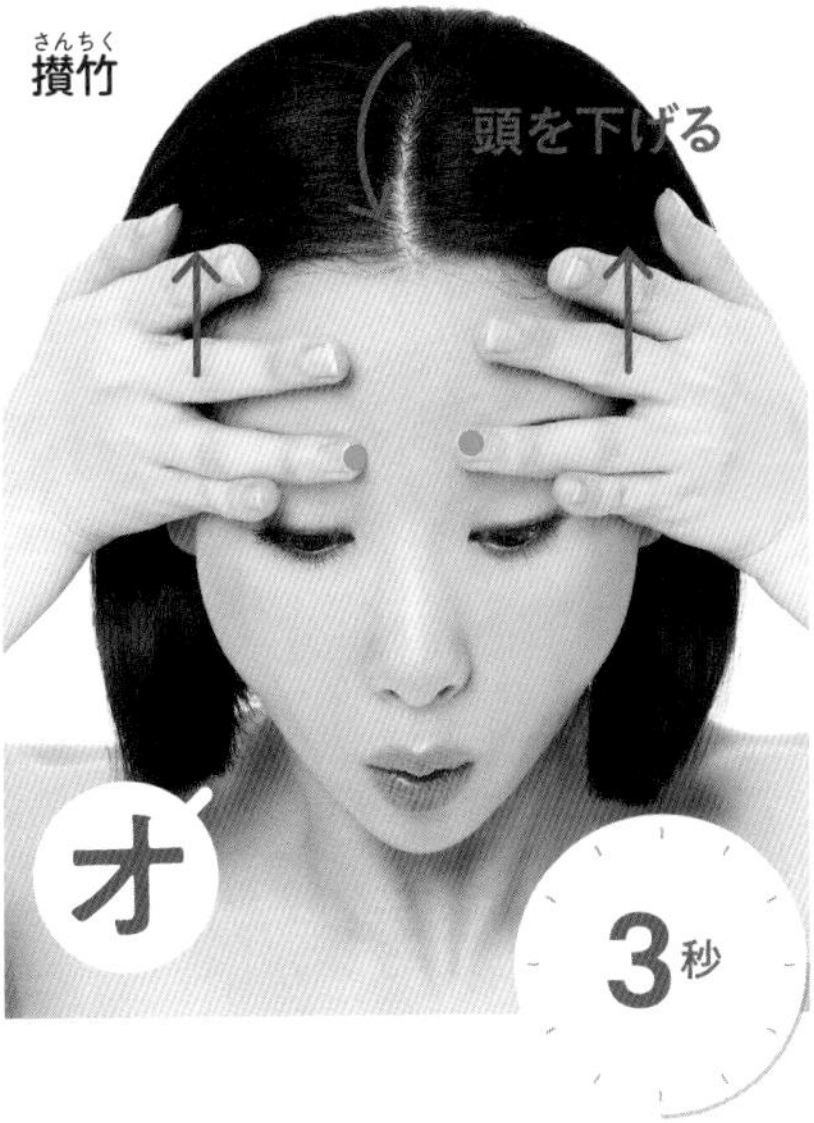

フェイス救済ケア⑦

FACE

肌のくすみを取って明るく

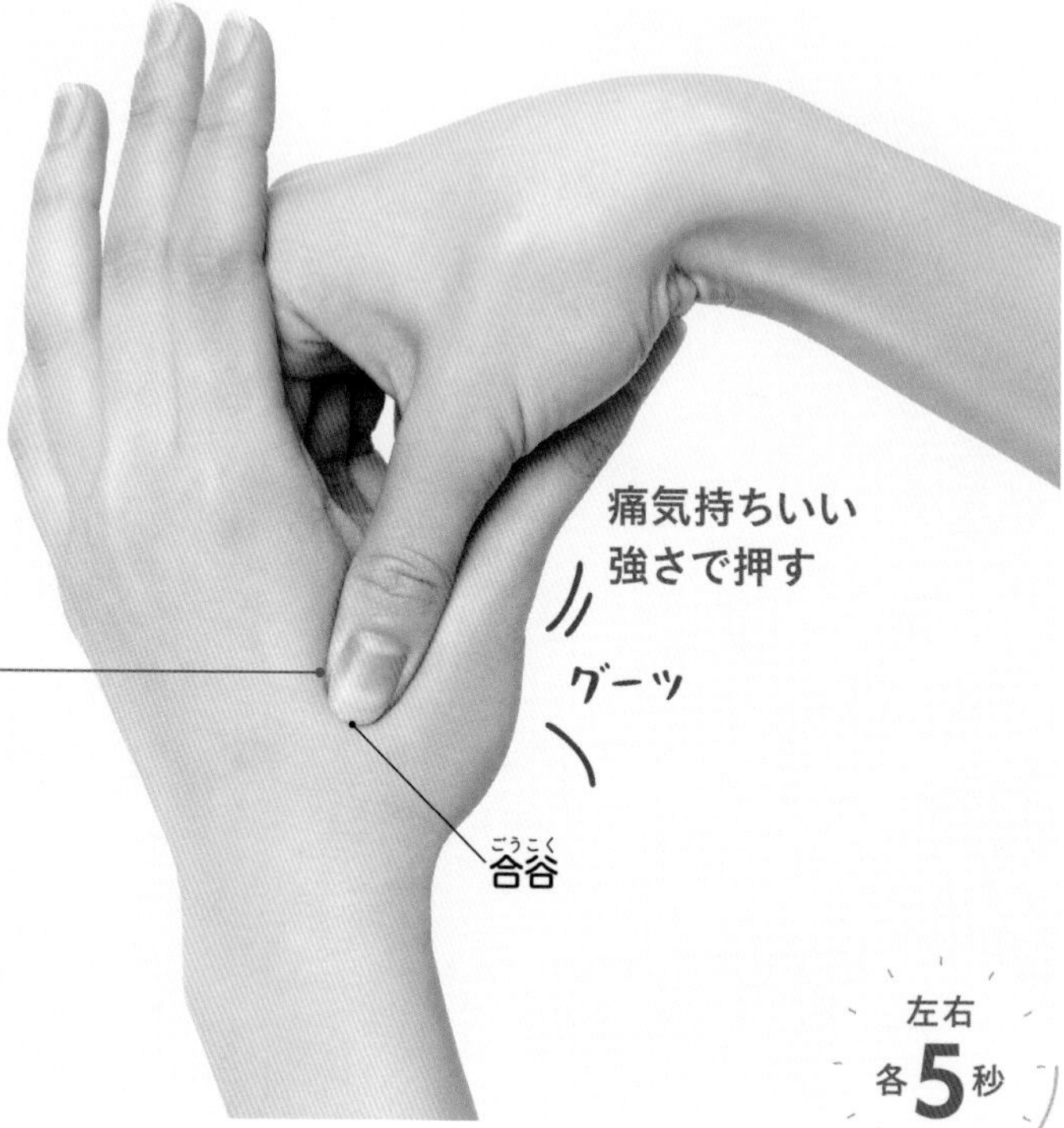
痛気持ちいい
強さで押す
グーッ
手を両側から
つまむように
合谷《ごうこく》

左右
各5秒

1 左手の「合谷《ごうこく》」に右手の人差し指と親指を挟み込むようにしてあて、5秒押す。

ツボの位置　合谷

親指と人差し指の骨が交わるところから、少し人差し指寄りにあるへこんだ部分。あらゆる肌トラブルに効果のあるツボです。

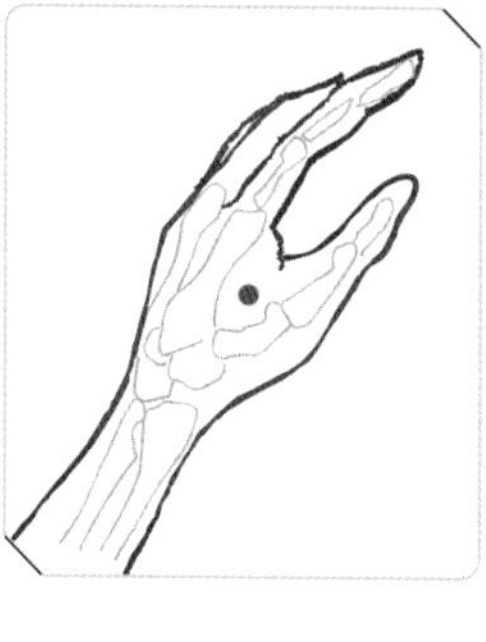

肌のくすみはなぜ起こる?

冷えや乾燥、老化した角質の蓄積、肌の代謝の衰えなどで血行不良を招くと、肌の透明感が失われてくすみます。ほかに、紫外線や睡眠不足、ストレス、むくみなども顔の血行不良の原因になります。

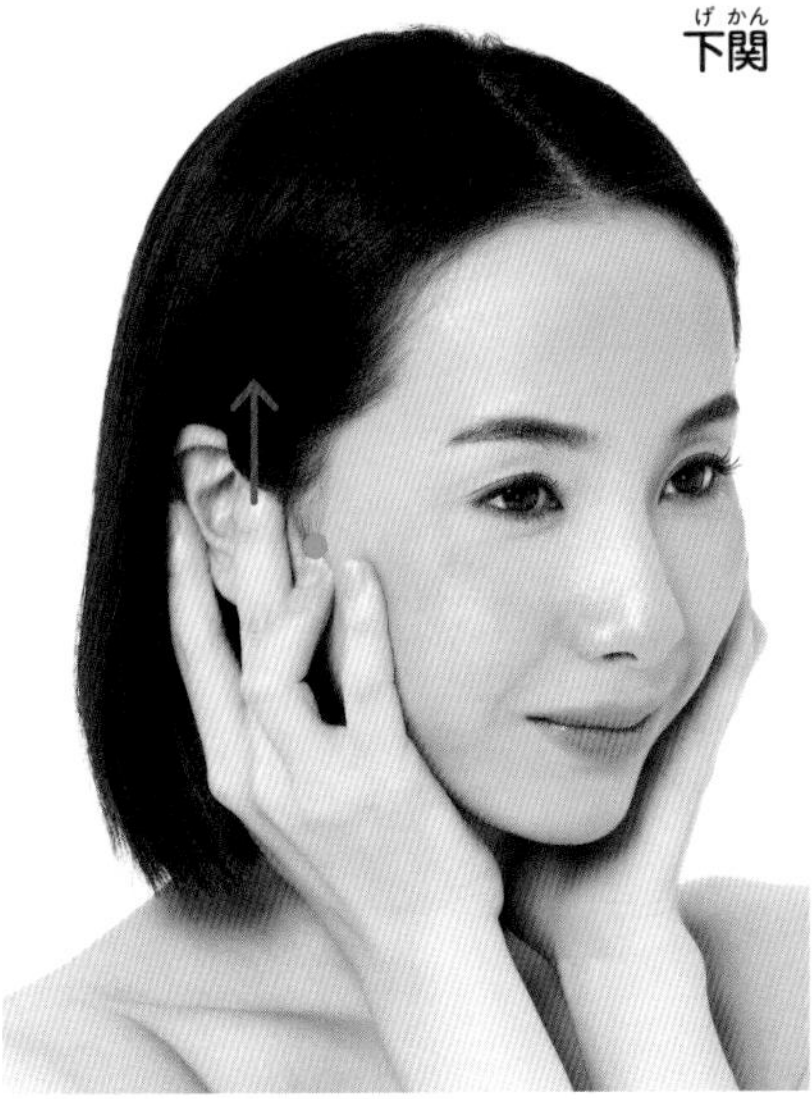

下関《げかん》

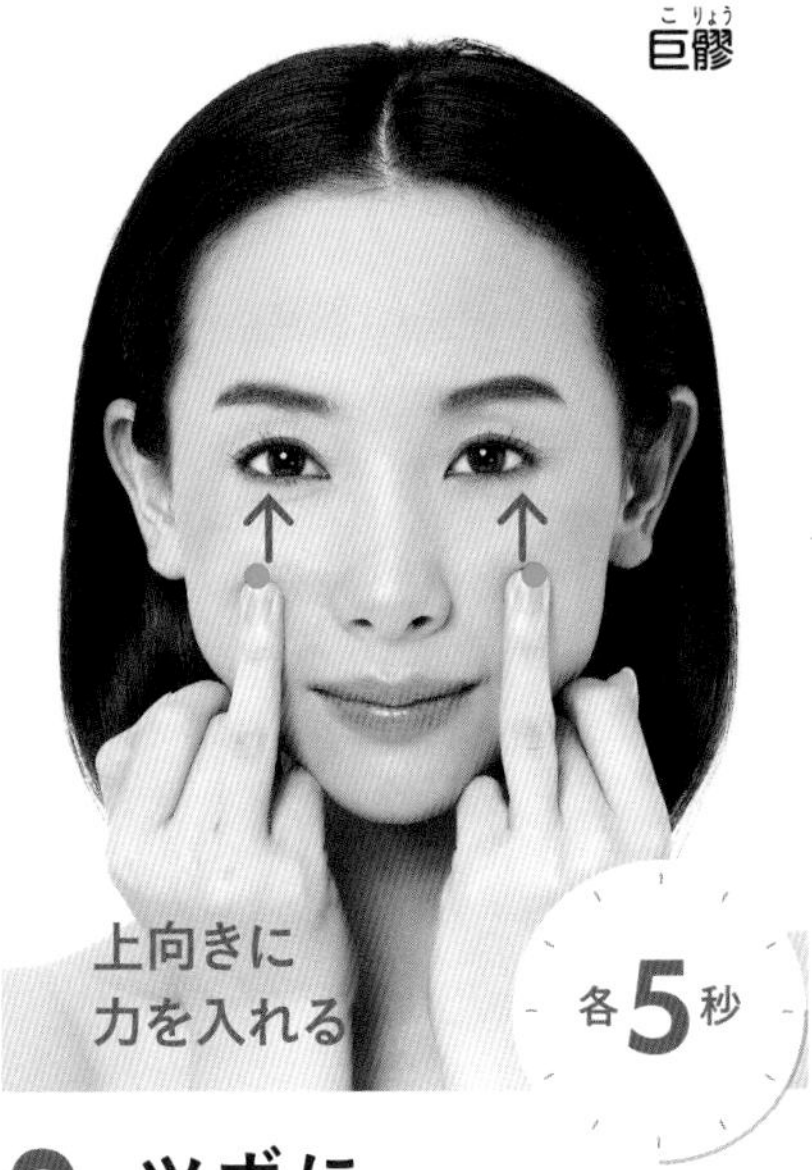

巨髎《こりょう》
上向きに
力を入れる
各5秒

2 ツボに両手の薬指をあて、5秒押す。

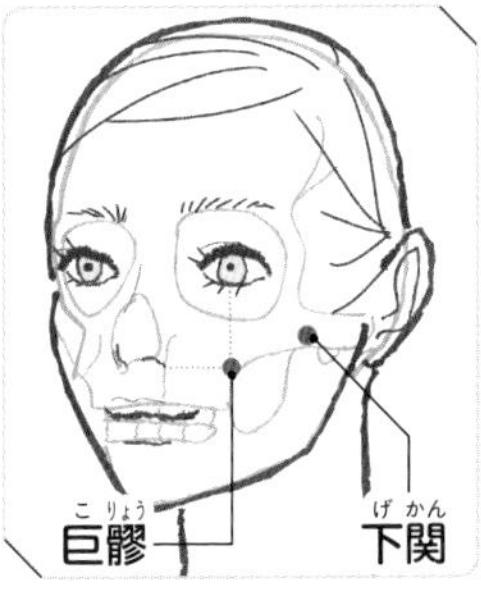

巨髎《こりょう》
下関《げかん》

ツボの位置 下関

耳の穴から頬骨に向かって指を移動させたとき、骨がくぼんでいるところ。顔全体の代謝を高める効果があります。

ツボの位置 巨髎

黒目の中央から下ろした線と小鼻の横の線が交わるところ。顔全体の血流を促し、むくみを改善する効果があります。

おわりに

髪の状態でその人の若々しさは判断されている。

そう感じたのは「あの人は更年期過ぎね！　髪が薄いもの」という友人のひと言でした。その当時、私もシャンプーの度に、髪が抜け、薄くなっていました。いくら素敵な洋服やバックを身につけたとしても、他の人にとっての若さの印象は、〝髪の印象〟がとても強いのです。

でも、抜け毛や薄毛、白髪を気にして、気分が塞ぎ込んだりするのはもったいないこと。これらの髪の悩みは「血行不良で髪に栄養やホルモンが届いていないよ」というサインなのです。このサインを見逃さずに適切な対応をすることが、若々しさを維持する秘訣です。

「頭深部リンパマッサージ」を続けながら、今ある髪の毛も大切にケアすることを意識すれば、少しずつ、髪の立ち上がりやツヤなどに変化を感じられるようになるはずです。髪は生えてくるサイクルがあるため、個人差はありますが、頭皮の環境が徐々によくなることで、新たに生えてくる髪の毛が太くなったり、黒くなったり、産毛が増えたりと髪が変わった実感を得られるはず。

その頃には、きっとフェイスラインが上がって肌のくすみもとれて顔にも嬉しい変化があらわれているでしょう。

髪が増えて若々しくみえると、自分に自信がつき、笑顔も増えてあなたがより美しくなれるのです。ぜひ、毎日こつこつマッサージを続けていただき、年を重ねながらも、美しい髪と充実した人生をお送りください。応援しています。

夜久ルミ子

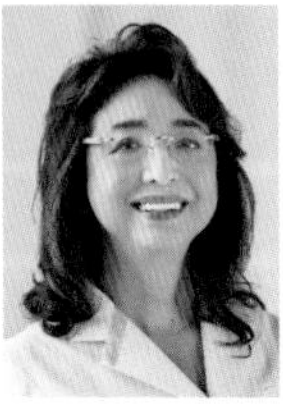

著者
夜久ルミ子
（やく・るみこ）

深部リンパ協会理事長。

薬科大学を卒業後、薬剤師として医療センターの薬局に勤務。

西洋医学の対症療法に疑問を抱き、ホリスティック医学に興味を持ち東洋医学を学ぶ。鍼灸・マッサージ師の資格を取得し、「薬もわかる東洋治療家」として開業。多くの患者から支持を得るも、患者にストレスが多く、心身両面のケアの重要性を痛感する。ストレスケアのための脳科学・心理学を学び、美と癒しのエステ、アロマテラピーなどの知識と技術を総合的に組み合わせ、心身両面のストレスケアと外見の美を実現させるデトックスメソッド「深部リンパ節開放®」と「WATCHセラピー®」を開発。現在、日本全国で講演やセミナーを行っている。メディア掲載多数。

著書「やせスイッチを押せば驚くほど細くなる」「腸リンパを流せば驚くほどお腹からやせる」「寝ている間にかってにやせる 寝る前5分張り筋はがし」（西東社）など。

■深部リンパ協会
〒277-0014 千葉県柏市東2-3-9
TEL：050-3570-0893
E-mail：deep-lymph.assoc@rubyz.jp

■YouTube「ルミちゃんねる」
深部リンパ節開放®
セルフケアなど、美容・健康に関する情報を配信中。

監修協力	夜久未生、夜久優美（株式会社RUBYZ ）
モデル	SAKURA（NUMBER EIGHT inc.）
撮影	山田健司
ヘアメイク	小林 孝（KOKOSCHUKA）
衣装協力	tejas
デザイン	村口敬太、村口千尋（Linon）
イラスト	Takako、細貝 駿（ラウンドフラット）
協力	Twin Stars
商品画像	大河商事、AVEDA
編集	古里文香（バブーン株式会社）

髪《かみ》が増《ふ》える 頭《あたま》深《しん》部《ぶ》リンパマッサージ

2024年6月10日発行　第1版

著　者　夜久ルミ子
発行者　若松和紀
発行所　株式会社 西東社
〒113-0034　東京都文京区湯島2-3-13
https://www.seitosha.co.jp/
電話　03-5800-3120（代）
※本書に記載のない内容のご質問や著者等の連絡先につきましては、お答えできかねます。

ISBN 978-4-7916-3362-3